CLAUDIA KNIE

Der Hebammen-Ratgeber
für werdende Mütter & Väter

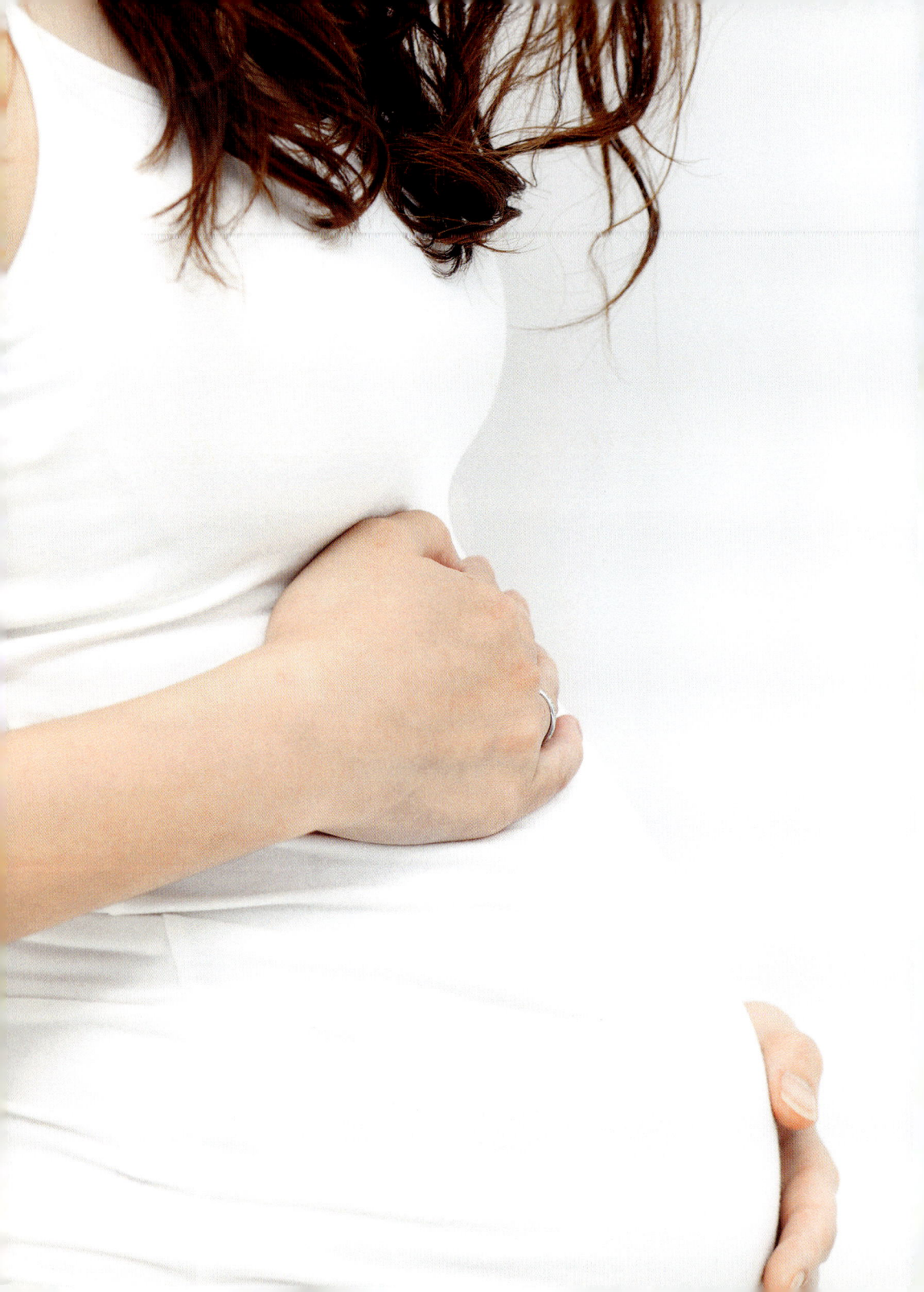

CLAUDIA KNIE

Der Hebammen-Ratgeber *für werdende Mütter & Väter*

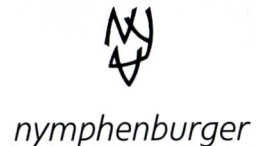

nymphenburger

Hinweise zu den verwendeten Begriffen

Um Missverständnissen und Fehldeutungen vorzubeugen, benutze ich im Text, dem Lesefluss zuliebe, die Formulierung »Arzt« und meine damit sowohl den Arzt als auch die Ärztin. Das Gleiche gilt für »Hebamme«. Es üben auch Männer diesen Beruf aus, sie werden Entbindungspfleger genannt und sind hiermit auch gemeint.

Was ist das Pendant zu: »Die schwangere Frau?« Ich habe mich für den »werdenden Vater« entschieden. Damit bin ich nur halb glücklich, denn Vater seines Kindes ist der Mann ja auch schon in der Schwangerschaft.

Ich spreche von »Ihrer Frau« und »Ihrem Mann«. Jegliche Form von Partnerschaft ist damit gemeint. Ich habe bewusst eine Ausdrucksform gewählt, die nah an der Ursprünglichkeit ist. Egal, ob Sie ein Paar mit oder ohne Trauschein sind, Sie sind miteinander verbunden über Ihr Kind.

Frauen, die ohne Partner schwanger sind, mögen sich durch meine Art der Formulierungen und der Beschreibung, wie die Natur sich das Kinderkriegen idealerweise gedacht hat, weder ausgeschlossen noch bewertet fühlen.

Das gilt ebenso für Frauen und Männer, die in einer gleichgeschlechtlichen Partnerschaft ein Kind zusammen bekommen.

© 2013 nymphenburger in der
F. A. Herbig Verlagsbuchhandlung GmbH, München.
Alle Rechte vorbehalten.
Dem Buch liegt eine Audio-CD mit Visualisierungsübungen bei, gesprochen von Angelika Utto
Aufnahme: OPUScomMUNICation, München, Tonstudio Volker Gerth
Die Ratschläge in diesem Buch sind von Autor und Verlag sorgfältig geprüft, dennoch kann keine Garantie übernommen werden. Jegliche Haftung des Autors bzw. des Verlages und seiner Beauftragten für Gesundheitsschäden sowie Personen-, Sach- und Vermögensschäden ist ausgeschlossen.
Umschlag: Wolfgang Heinzel
Umschlagmotiv: getty-images, München
Zeichnungen: Theiss Heidolph, München
Fotos innen: Shutterstock
Satz: Grafikdesign Storch, Ulrike Vohla
Gesetzt aus Meta Plus Normal 9,4/13
Druck und Binden: Polygraf Print spol. s.r.o.
Printed in the EU
ISBN 978-3-485-01438-0

Auch als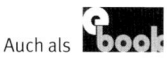

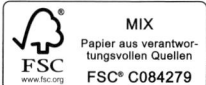

www.nymphenburger-verlag.de

Inhalt

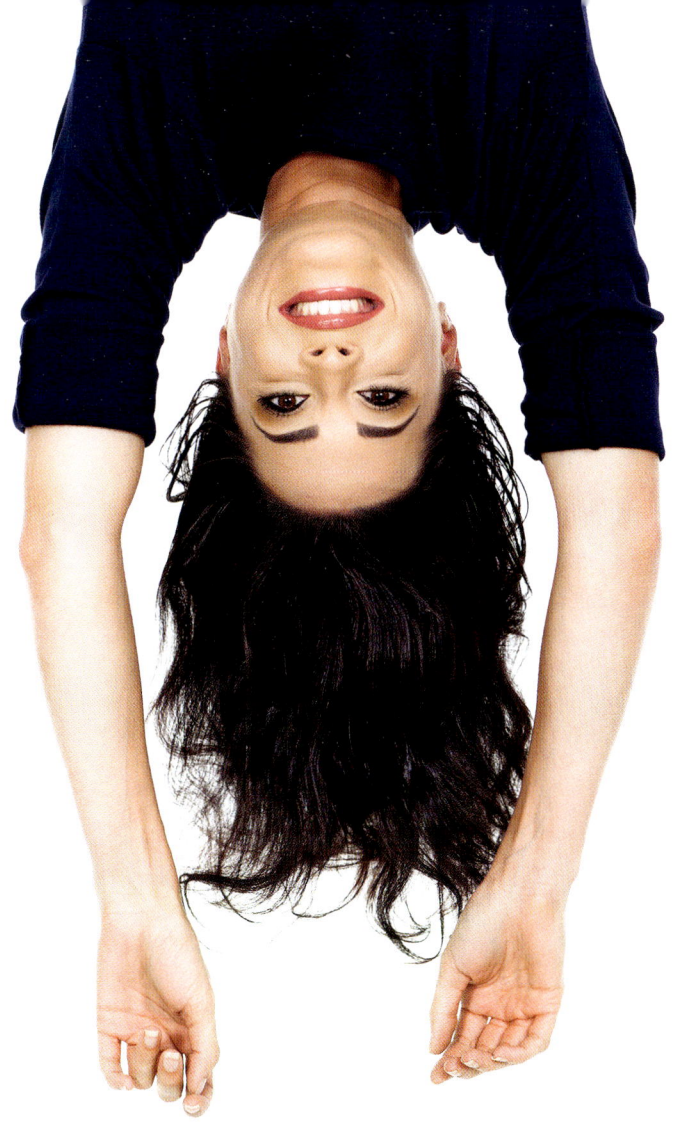

EINLEITUNG
»Unter Umständen anders«

Schwanger sein, gebären und mit Kindern leben – all das bringt sowohl für den Mann als auch für die Frau eine Hinwendung zu tief verwurzelten, ureigenen, ja, archaischen Kräften mit sich. Denn hier geht es um das nackte Menschsein als irdische Daseinsform, es geht um die Berührung mit Urinstinkten wie der männlichen Kraft zur Erschaffung und Verteidigung von Haus, Frau und Kindern und der weiblichen Kraft, die neues Leben in sich hüten und gebären will. Diese Urinstinkte überdauern jede zivilisatorische Überformung. Kurz, es geht um Verhaltensmuster und Bedürfnisse, die alle Männer und Frauen über alle Zeiten hinweg hatten und haben werden.

Und: Es ist eine individuelle Reise zu einem tieferen Punkt in einem jeden von uns, in unserer Persönlichkeit und unserer Lebensgeschichte. Indem wir Eltern werden, lebt unsere Erfahrung, die wir als Babys und Kleinkinder gemacht haben, wieder auf.

Vom Planen zum Überraschtwerden

Wo beginnt das Schwangersein? Mit dem positiven Schwangerschaftstest vor Augen? In der Nacht der Liebe, als aus der Vereinigung von Mann und Frau etwas Neues entstanden ist, das nun wächst, sich ent-wickelt? Sich ent-wickelt, wie ein Paket, das sich Schicht um Schicht öffnet? Oder schon davor, als der Wunsch nach einem Kind sich formte?

Die meisten Schwangerschaften entstehen ohne den konkreten Wunsch oder Plan. Sie entstehen – auch heute – nicht in unseren Terminkalendern, sondern gehören zu den Wundern oder, weniger poetisch ausgedrückt, zu den unvorhergesehenen, zeitlich unplanbaren Ereignissen. Manchmal völlig unpassend (scheinbar), manchmal die Erfüllung nach langem Sehnen und Warten, manchmal als »Überraschung«, als habe das Leben die Führung übernommen und zwei Menschen oder auch eine schon vorhandene Familie damit in einen neuen Lebensabschnitt getragen.

Allein die Unplanbarkeit eines so wichtigen Ereignisses, wie sie eine Schwangerschaft darstellt, ist eine Herausforderung in unserer Zeit. Eine Zeit, in der wir gewohnt sind, alles zu planen, uns auf Veränderungen einzustellen und sie vorzubereiten. Einer Zeit, die augenscheinlich mehr vom Kalender als vom Schicksal gelenkt wird.

Vom Ich zum Wir

Mit der ersten Schwangerschaft beginnt für die werdende Mutter und ihren Partner das Eintreten in eine neue Lebensphase. Zum ersten Mal richten sich Frau und Mann nicht mehr nach der eigenen persönlichen Entwicklung aus, sondern der Verantwortung für einen anderen Menschen. Ein Teil der persönlichen Kraft fließt nun in den Schutz und die Begleitung eines anderen, eines neuen Menschen; eines Menschen, den wir noch nicht einmal kennen, aber dem wir für ewig verbunden sein werden.

Das ist in unserer Zeit und in unserem Land eine besondere Herausforderung. Stehen doch in unserer Gesellschaft die Werte des Individuums weit mehr im Vordergrund als die der Gruppe, der Familie, der Gemeinschaft. Und doch sind genau diese Werte wie Sicherheit, liebevolle Umsorgung und das Füreinander-Dasein die Quellen, aus denen sich eine Schwangerschaft nährt. Die Fürsorge und Verantwortung über die eigene Person hinaus für einen anderen Menschen, ja sogar die Ausrichtung auf das Gemeinwohl der Gruppe Vater–Mutter–Kind fordern die Schwangerschaft und das Leben mit Kindern allgemein ein. Ist diese Stabilität nicht um uns, dann ist es weitaus schwieriger, sie dem Kind zur Verfügung zu stellen.

Einem traditionellen Familienbild folgend, konnte die Frau davon ausgehen, dass ihr Mann sie und ihr Kind in seinem Haus aufnahm und für das Beschaffen der Nahrung sorgte. Die Familien der werdenden Eltern boten zusätzlich einen sicheren Rahmen der existenziellen und sozialen Sicherheit, standen auch beratend dem Paar zur Seite. Man wurde von seinen Eltern in das Elternsein eingeführt.

Das ist heute anders. Wir wollen es heutzutage nicht mehr so handhaben, teilweise können wir es auch aus äußeren Zwängen nicht mehr, und das bedeutet, wir müssen und dürfen die Aufgaben und Rollen neu erfinden, anders kreieren. Und so gut das auch ist, es ist anstrengend, ohne Vorbilder die Spur neu zu legen.

Die durch die Schwangerschaft entstandene Verbindung von Vater und Mutter ist längst nicht mehr klar und verlässlich. Heute ist es eine Frage, die mit »ja« oder »nein« beantwortet werden kann, ob die Frau überhaupt Mutter werden will, ob der Mann sich zu dem Kind bekennt und ob die beiden ein Paar sein wollen. Wenn dies der Fall ist, gilt es, das Rollenverhältnis neu zu definieren und damit die Aufgaben innerhalb der Gemeinschaft neu zu verteilen. Wer finanziert den Unterhalt der jungen Familie? Macht das der Mann allein oder soll die Mutter schnell wieder zurück in ihren gut bezahlten Job? Wer kümmert sich um das Kind? Die Mutter? Die Kinderkrippe? Beide Eltern in Form von »Jobsharing«? Wie lange soll die Elternzeit der Mutter oder des Vaters dauern? Die Verbindung durch Liebe wird jetzt erweitert durch das Abstimmen der Aufgaben, die sich aus dem entstehenden Kind ergeben.

Die wenigen Fragen verdeutlichen schon: Es gibt verschiedene Modelle, die Gemeinschaft zu organisieren. Es ist nicht mehr klar vorgegeben, wie es zu sein hat. Dennoch: Irgendeine Art von Übereinkunft ist nötig, denn selbst, wenn darüber nicht gesprochen wird, nichts untereinander ausgehandelt wird, mit der Schwangerschaft ist bereits ein Vertrag entstanden, in dem das Kind an beide, Mutter und Vater, einen Versorgungsanspruch erhebt – unwiderruflich, unanfechtbar. Deshalb sind nun von den Eltern Entscheidungen zu treffen, die ein ganz anderes Gewicht, eine andere Kraft von Verantwortung haben als alle Entscheidungen davor, als man »nur« für sich selbst zu denken hatte. Und diese Entscheidungen sollten gemeinsam gefunden werden.

Im Gegenzug bringt das Kind sich selbst als Geschenk an beide mit in die Beziehung ein – als ein Geschenk, das die Eltern bereichern und erfüllen wird wie nichts anderes sonst auf der Welt.

Fest steht, dass wir in dieser Zeit des Elternwerdens einen in uns tief verankerten Ur-Auftrag erfüllen: die Fortpflanzung, den Fortbestand des Menschen zu sichern. Unabhängig von der persönlichen Einstellung trägt jeder diesen Aufruf in sich, angelegt von der Kraft unserer Natur. Und so werden wir eingebunden in das große System der Gesellschaft, der ganzen Menschheit, indem wir diesem Auftrag nachkommen und weitergeben, was wir bekommen haben. So gesehen bedeutet Schwangersein eine Initiation, den Übergang also von einer Lebensphase in die nächste: Vom Ich zum Wir.

Diese Initiation ist für uns heute von vielen Möglichkeiten und wenigen Vorgaben gekennzeichnet. Das ist sowohl ein Segen als auch ein Fluch. Denn oft genug baumeln wir in einem freien Raum der Möglichkeiten, der uns den Halt, den wir brauchten, nicht bietet. Wir wissen oft nicht: Wie wird mein Partner reagieren, wenn er von der Schwangerschaft erfährt? Wie wird er sich zu dem Kind stellen? Wie wird er sich mir gegenüber verhalten? Was sagen die Freunde, die Eltern, der Arbeitgeber? Viele Modelle von Familie sind entstanden. Von der alleinerziehenden Mutter über gemeinsame Elternschaft ohne Liebesbeziehung, über Patchworkfamilien bis zum klassischen Bild des Heiratens und Familiegründens. Unser zivilisiertes Ego ist dankbar für diese – mal mehr oder weniger gewollte – Freiheit der Lebensführung. Aber unser archaisches Wesen ist verunsichert und haltlos angesichts der vielen Möglichkeiten. Schwanger sein ist ein Gemeinschaftsprojekt. Schon der biologische Vorgang der Entstehung des Kindes zeigt das an.

Ganz körperlich zwischen Mutter und Kind, denn diese teilen sich über neun Monate hinweg einen Körper. Alles, was die Mutter erlebt, fühlt, erfährt, was sie einatmet und zu sich nimmt, gelangt auch zu ihrem Kind.

Schwanger sein ist auch ein Gemeinschaftsprojekt für die Frau und den Mann, selbst wenn sie kein Paar sind. Denn sie sind unverrückbar verbunden in der gemeinsamen Versorgung des werdenden

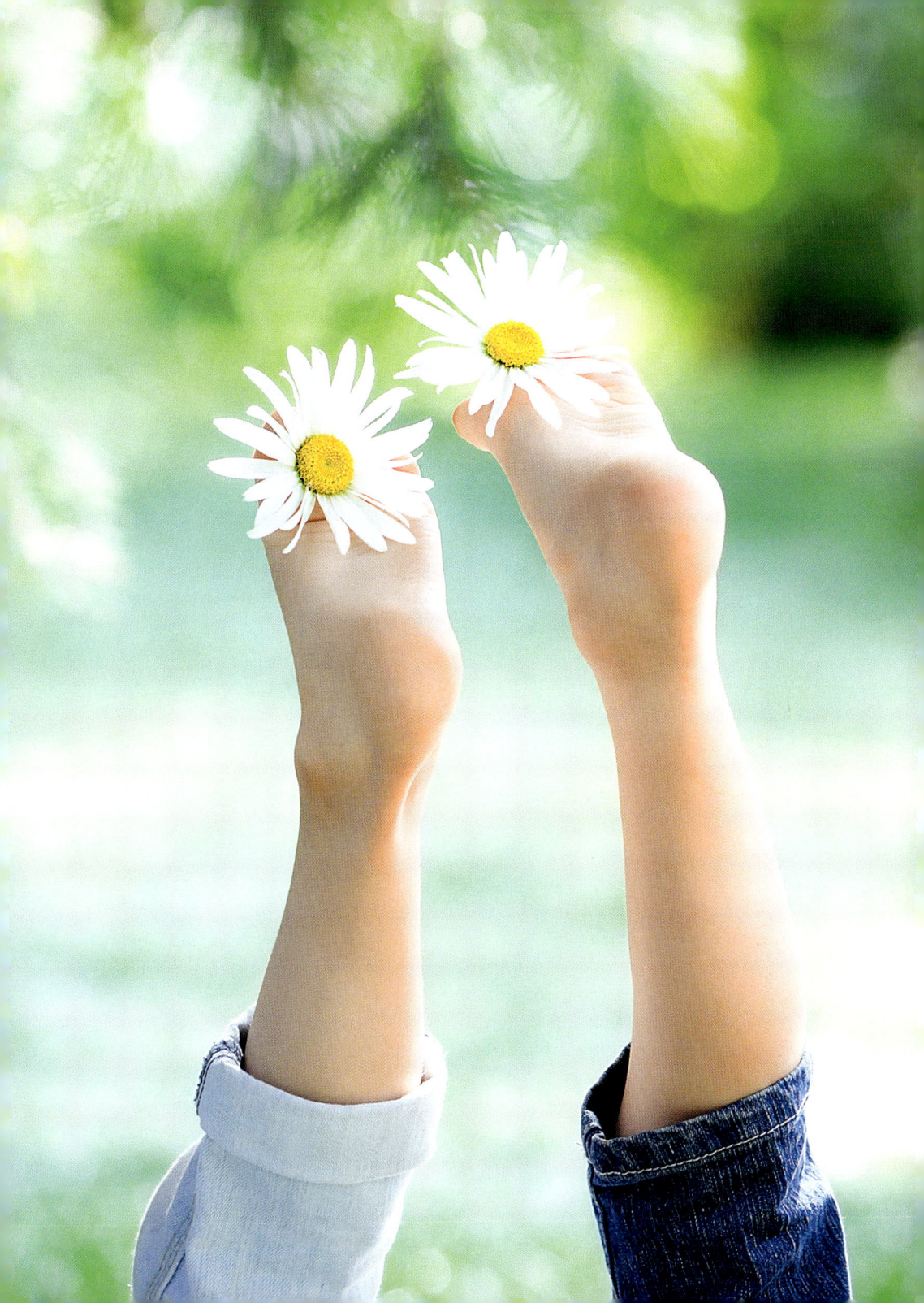

Kindes. Im Idealfall entsteht ein Gemeinschaftsprojekt von zwei Familien. Eltern werden Großeltern, Geschwister werden Tante und Onkel. Die Herkunftsfamilie rückt wieder näher heran, es beginnt eine Zeit des Lebens in einer Gruppe. Jede Bewegung des Einzelnen wirkt sich aus auf das gesamte System, wie in einem Mobile.

Vom Außen zum Innen

Aus dem Blickwinkel des Kindes ist die Auswahl unter den modernen Möglichkeiten ganz leicht zu treffen: Das Kind braucht eine Mutter und einen Vater, die sich lieben und sich dafür entschieden haben, gemeinsam durchs Leben zu gehen und gemeinsam ihr Kind oder ihre Kinder großzuziehen. Weil das Kind nach Schutz, Ruhe und einem liebevollen Angenommensein verlangt, braucht dies auch die Mutter bereits während der Schwangerschaft, um es an ihr Kind weiterzugeben zu können. Mit anderen Worten: Die werdende Mutter bedarf eines liebenden Partners, der sich um sie und damit das Kind kümmert, und eines Ortes, den sie ihr Zuhause nennen kann. So erfüllt der Mann mit der Umsorgung seiner Frau seinen Auftrag, sich um das Wohl seines Kindes zu kümmern. Die Frau erfüllt ihren Auftrag, in sich ein Kind wachsen zu lassen und sich den Veränderungen ihres Körpers und ihrer Seele hinzugeben, um

letztendlich das Kind für sich und ihrem Mann als Geschenk zur Welt zu bringen. Das zeigt sich oftmals darin, dass Frauen, die sonst viel unterwegs und auf Reisen sind, in der Schwangerschaft häuslicher werden. Vorher unbekannte Gefühle wie Heimweh und der Wunsch nach Verbindlichkeiten, der sich in einem Heiratswunsch äußern kann, entstehen häufig in der Schwangerschaft.

Das ist oftmals befremdlich für die Frau selbst, vielleicht auch für ihren Partner, und doch erkennen wir, mithilfe eines Blickes in die Tierwelt, dass dies ein ganz normaler, natürlicher und auch sinnvoller Veränderungsprozess ist. Es mag konservativ oder unmodern klingen, ist aber logisch und sinnvoll.

Wir alle wissen, dass wir beispielsweise einer brütenden Schwanenmutter niemals zu nahe kommen oder sie bedrängen dürfen, weil sie empfindsam ist und reizbar, also sich und ihre Schwanenkinder in erhöhtem Maße schützen will. Wir respektieren ihre veränderte Art, weil wir sofort den Sinn dahinter erkennen.

Von schwangeren Frauen aber erwarten wir oft, dass sie genauso belastbar und ausgeglichen sind und mit gleicher Energie ihre Arbeit und ihr Leben regeln wie vorher auch. Denn Schwangerschaft ist doch keine Krankheit. Ist es auch nicht, es ist eine sehr gesunde und sehr starke Zeit in unserem Leben. Sie läuft aber nicht so nebenher, wie das manchmal gedacht wird. Das Kind wächst von selbst, wir müssen nichts tun, und doch sollten wir diesem wundervollen Prozess mit Achtung entgegenkommen und der Frau, in deren Körper dieses Wunder entsteht, Energie zur Verfügung stellen und den Veränderungen, die wir an ihr feststellen, offen gegenübertreten. Schwanger sein ist anders: »unter Umständen anders«. Und die Herausforderung besteht darin, dass wir momentan in einer Kultur leben, welche die weiblichen, von unterschiedlichsten Emotionen geschaukelten, veränderlichen, brütenden und sensiblen Eigenschaften weit weniger schätzt als die männlichen Energien wie Leistung, Schnelligkeit und Struktur.

So höre ich in meiner Schwangeren-Sprechstunde immer wieder, dass die werdenden Mütter keine Zeit haben, um auf die Zeichen ihres Körpers zu reagieren.

Schwangere, die mit erhöhtem Blutdruck unbedingt ausruhen und liegen sollten, also den Druck der Pflichten, die auf ihnen lasten, ablegen müssten, um sich gesund zu erhalten, sehen oft keine Möglichkeit dazu. Gerade, wenn schon Kinder da sind, die versorgt werden wollen, finden die Mütter oftmals in ihren Männern keine Entlastung, weil diese beruflich so eingespannt sind, dass sie faktisch überhaupt nicht als Entlastung auftreten können. Wenn es dann kein sozial-familiäres Netz gibt in Form von Opa, Oma oder Geschwistern, dann können Schwanger-

schaftskomplikationen entstehen, wobei der Ernst der Lage erst erkannt wird, wenn die Schwangere im Krankenhaus liegt (dann muss die Organisation des Haushalts und der Kinderversorgung ja auch ohne die Mutter organisiert werden) oder das zu früh geborene Kind auf der Neugeborenen-Intensivstation liegt.

Es würde der Komplexität der Krankheitsentstehung nicht gerecht werden, solche Faktoren der fehlenden Entlastung allein als Ursache verantwortlich zu machen. Sicher lässt sich aber sagen, dass diese Überlastung, sprich die fehlende Möglichkeit, auf die eigenen Bedürfnisse einzugehen und damit die Bedürfnisse des heranwachsenden Kindes zu erfüllen, in hohem Maße mitverantwortlich ist für die Entstehung von Schwangerschaftskomplikationen. Die Bedürfnisse des Kindes zeigen sich in der Schwangerschaft über die Bedürfnisse der Mutter.

So sind wir gefordert, den Blick zu wenden. Vom Außen: Beruf, Karriere, Reisen, zum Innen: Haus, Partnerschaft, dem eigenen Körper. Im Bild gesprochen: Nicht mehr die Leistung der Frau, auch nicht ihre Schönheit, die von außen zu sehen ist, sondern sie selbst steht jetzt im Mittelpunkt, denn ihr Körper, ihre innere Schönheit bilden nun den Kosmos, in dem das Kind heranwächst. So wie der Gärtner sich um einen guten Nährboden sorgt und ihn pflegt, damit seine Samen angehen und schöne, gesunde Blumen hervorbringen, so wird die schwangere Frau umsorgt und gepflegt, von sich selbst, ihrem Partner und der Familie, damit das Kind gesund und schön in neun Monaten auf die Welt kommen möge.

Vom Machen zum Annehmen

In der Schwangerschaft werden wir deutlich konfrontiert mit den Kräften, auf die wir keinen Einfluss haben. Wir sind mit beteiligt, indem wir das Kind zeugen und empfangen. Das Kind, das dabei entsteht, ist wie ein Paket, voller Überraschungen. Es ist in Ent-wicklung. In der Schwangerschaft weiß man nicht, ob es gesund sein wird und wie es aussehen mag, und hält man es endlich in den Armen, ist völlig ungewiss, zu welchem Menschen es sich entwickeln wird und vor welche Aufgaben es uns stellen wird. Wir können uns unsere Kinder nicht aussuchen, sie nicht umtauschen.

Wir sind es gewohnt, dass wir immer etwas machen können. Wir können Häuser bauen, Operationen durchführen, uns verständigen mit Handys und über das Internet.

Kaum einer von uns weiß, wie das funktioniert, aber wir können es benutzen. Wir können ja sogar zum Mond fliegen. Und doch können wir oft keine Fehlgeburt verhindern oder eine Schwangerschaft erzwingen.

In der Erwartung eines Kindes sind wir mit den natürlichen Gesetzen des Le-

bens wieder ganz eng verbunden. Unsere gewohnte Autorität über die Launen der Natur verliert ihre Kraft. Wir sind nun der Autorität der Natur unterworfen, und das erzeugt oft Unsicherheit und Ängste. Je mehr wir aber damit konfrontiert werden, umso größer ist die Wahrscheinlichkeit, dass wir Respekt und Achtung vor der Natur und ihren Regeln entwickeln und daraufhin auch Vertrauen entstehen kann. Wir können in der Schwangerschaft die natürlichen Kräfte nicht beherrschen, wir sollten sie beobachten, kennenlernen und mit ihnen zusammenarbeiten.

Ich möchte das in einem Bild verdeutlichen: Setzen wir das Entstehen eines Menschen gleich mit dem Entstehen eines Tonkruges. Um diesen Tonkrug zu erschaffen, braucht der Künstler zunächst einmal die Materie, den Ton.

Übertragen bedeutet das: Es braucht eine Frau und einen Mann, also eine Eizelle und eine Samenzelle, die sich ineinander auflösen, um das Neue zu beginnen. Damit haben wir das entstandene Genmaterial, das für die Entstehung dieses Menschen die biologische Grundlage ist. Das Material also, aus dem der Mensch gemacht wird, sind seine Gene.

Dann braucht es für den Tonkrug Hände, die diesen Ton formen. Hände, die seine Form im Rahmen der Möglichkeiten, die das Material Ton hergibt, ausgestalten. Das sind die Umwelteinflüsse, unter denen sich die befruchtete Eizelle ent-

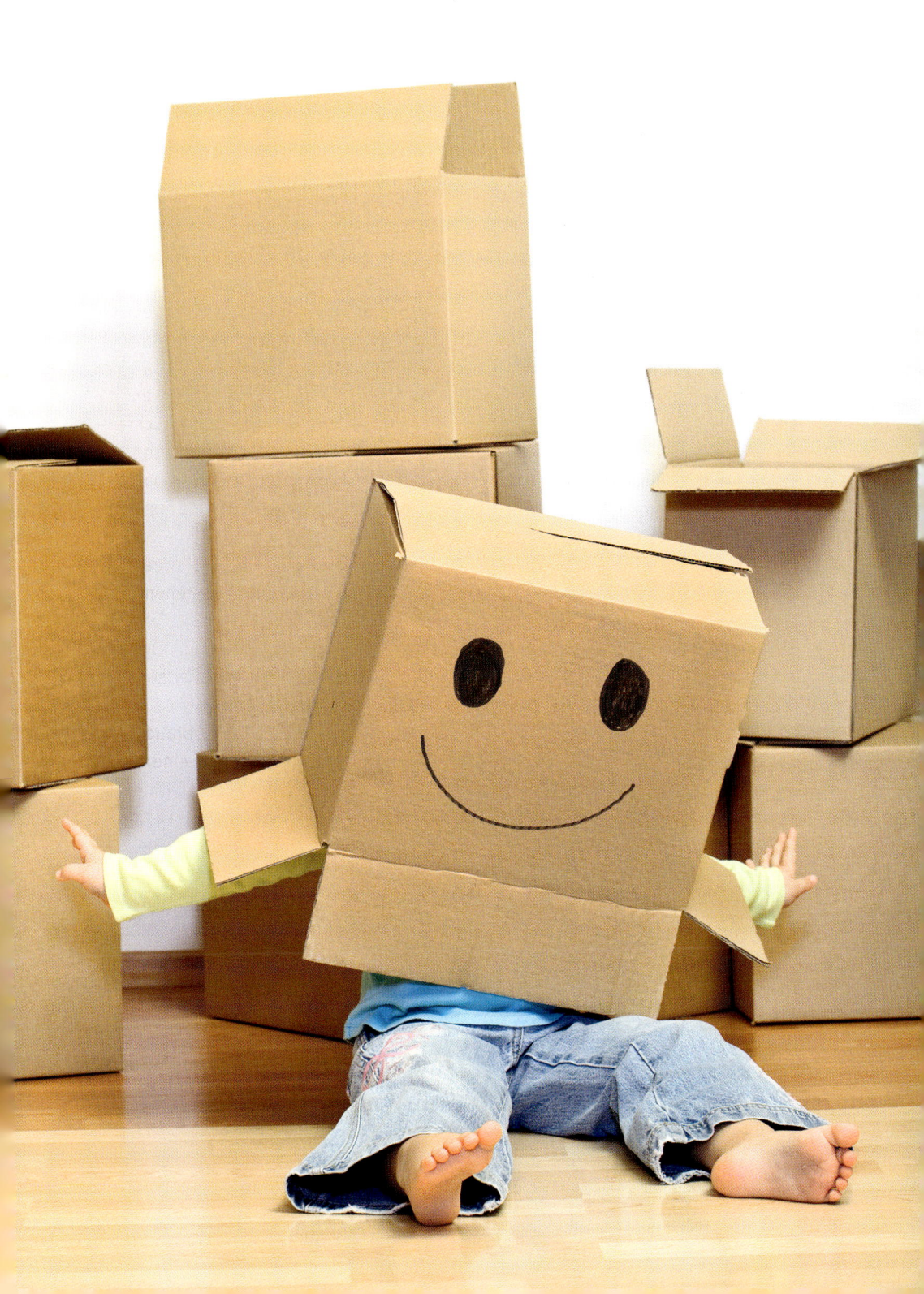

wickeln wird. Die Persönlichkeiten von Mutter und Vater, die Lebensbedingungen wie das soziale Umfeld, Armut oder Reichtum, die Kultur

Und schließlich braucht es noch eine Idee, die die Hände des Künstlers führt. Die Idee, die aus dem Material Ton, zusammen mit dem Werkzeug der Hände, einen einzigartigen und schönen Tonkrug wirkt.

Das ist die Kraft der Natur – oder das Göttliche. Wir wissen, es gibt noch eine Kraft jenseits der Gene und der naturwissenschaftlich beschriebenen Vorgänge, die unser Leben mitgestaltet.

Und erst in der Gemeinsamkeit der Gene, der Umwelt und der Idee entsteht menschliches Leben.

Mit dieser Gemeinschaft von Kräften haben wir es zu tun in der Schwangerschaft. Mit Kräften, auf die wir keinen Einfluss haben, nämlich die Gene und die Kräfte der Natur. Und mit Kräften, die wir mitbestimmen und gestalten können, nämlich uns selbst, unsere Ausrichtung und unser Bemühen, es gut zu machen.

Das bedeutet eine große Herausforderung und ein großes Geschenk gleichermaßen. Wir sind zu hundert Prozent gefordert, alles dafür zu tun, was in unserer Macht steht, damit das Kind gut und gesund heranwachsen kann. Und gleichzeitig müssen wir der Tatsache ins Auge sehen, dass wir eben nur auf einen Teil vom Ganzen Einfluss nehmen können. Den anderen Teil müssen wir im guten Vertrauen loslassen. Man kann nie absehen, was einem das Zusammenleben mit dem eigenen Kind für Erfahrungen und Erlebnisse bringen wird. Sicher aber ist, dass man mit Kindern viel über sich selbst und das Leben lernt. Wir können uns zuschauen, wie nicht nur die Kinder wachsen, sondern auch wir selbst wachsen, an unseren Aufgaben, die die Kinder uns mitbringen.

Mit der Zeugung eines Kindes sind wir auf eine Reise gegangen, uns selbst, den Partner und die Kraft der Natur besser kennenzulernen. Die Kraft der Natur, die Ausdruck findet in den Veränderungen an der schwangeren Frau, dem werdenden Vater und an dem Wunder, wie, während der Bauch sich rundet, in aller Verdecktheit ein Mensch entsteht.

Von der Fremddiagnose zur Selbstwahrnehmung

Je besser wir unseren Körper verstehen, desto besser werden wir geführt durch die Zeit der anderen Umstände, des Andersseins, der Schwangerschaft.

Dieser Ratgeber soll Ihnen dabei helfen, in Ihrem Körper die Kraft der Natur besser zu erkennen, die Sprache zu verstehen und so mit der Kraft und mit dem Körper gemeinsam diese besondere Zeit zu erleben und zu genießen. Denn das ist eines der großen Geschenke einer Schwangerschaft: Unser Körper ist mit einer der wichtigsten Aufgaben verbunden, der Fortpflanzung, und damit übernimmt er in ungewohnter Stärke die Führung über den gesamten Menschen. Er zeigt meist deutlich, was er braucht und was ihm schadet. Es liegt an unserer Bereitschaft, ihm zuzuhören und sich von ihm leiten zu lassen. Der wichtigste Ratgeber in der Schwangerschaft ist der eigene Körper, das eigene Gefühl und die Offenheit, sich zu verändern. Dieses Buch soll dazu beitragen, die Körpersprache besser zu verstehen und schätzen zu lernen.

Das bedeutet, wir brauchen nicht in den Laden zu gehen, um unsere Ausrüstung für die Schwangerschaft einzukaufen, es ist schon alles da, was wir brauchen. Es erscheint oft nur zu einfach, um als wichtig anerkannt zu werden. Eine schwangere Frau, der schon morgens übel ist,

braucht in erster Linie keine Tablette, um fit genug zu sein, sich zur Arbeit zu schleppen, sondern einen liebevollen Menschen, der ihr das Frühstück ans Bett bringt und sie bei der Arbeit abmeldet, damit ihr Körper alle Kraft zur Verfügung hat, sich auf den Gast in ihrem Körper einzustellen.

Die Zeit der Schwangerschaft folgt fest angelegten, natürlichen Gesetzen. Diese zeigen sich in jeder schwangeren Frau und jedem werdenden Vater auf ganz persönliche und individuelle Art.

Nichts schützt ein heranwachsendes ungeborenes Kind besser als die Bereitschaft, auf den Körper und die Seele der Mutter, die es in sich trägt, zu hören, sie zu achten und mit ihr – nicht gegen sie – zu leben.

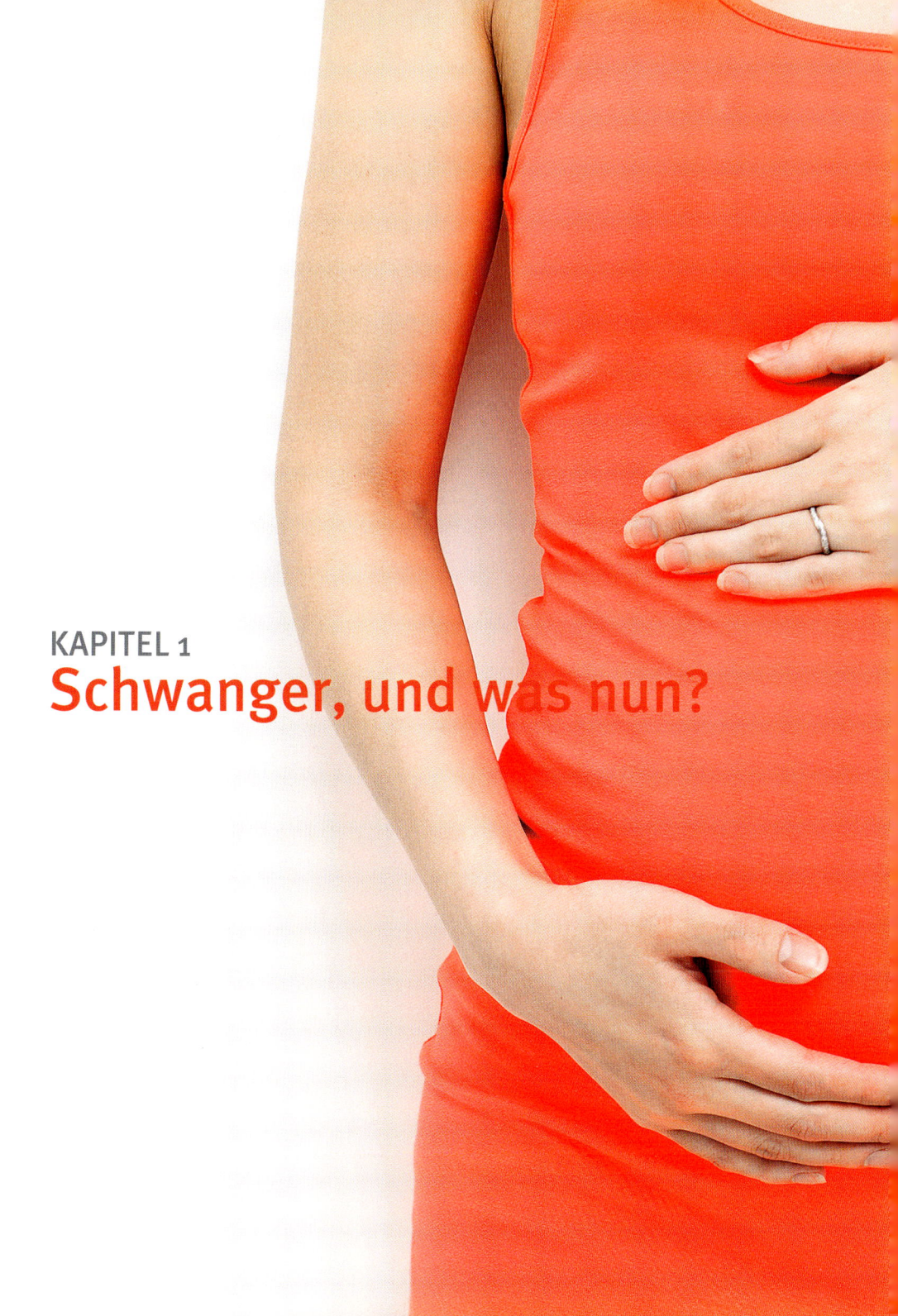

KAPITEL 1
Schwanger, und was nun?

Ein Freudensprung?
Ein großer Schreck: »Jetzt ist es passiert!«
Verunsicherung und Ratlosigkeit?
Eine Achterbahnfahrt der Gefühle?

Für jede und jeden kommt das Wissen darum, Mutter oder Vater zu werden, mit einer gewaltigen Wucht unterschiedlicher Gefühle und Gedanken daher.
So ist es und so darf es auch sein.
Gespräche mit Freunden, die zuhören können, ohne Ratschläge abgeben zu müssen, und ein langer Spaziergang im Wald sind gute Möglichkeiten, damit sich das Wirrwarr der aufgewirbelten Worte und das Herzklopfen wieder beruhigen kann.
Werden dann konkrete Fragen deutlich oder will sich das Durcheinander gar nicht lichten, sind Beratungsstellen für schwangere Frauen und deren Männer oder der erste Kontakt zu einer Hebamme gute Anlaufstellen.

Beratungsstellen für schwangere Frauen und werdende Väter

Eine Vielzahl von Beratungsstellen steht Ihnen zur Verfügung, um zu Beginn einer Schwangerschaft Unterstützung zu erhalten. Beratung zu rechtlichen, medizinischen und finanziellen Themen können Sie dort erhalten. Zum Teil sind finanzielle Unterstützungen möglich. Dort arbeiten Sozialarbeiter/-innen, die Ihnen mit Informationen und mit ihrer Erfahrung mit anderen Frauen und Männern in ähnlichen Situationen beratend zur Seite stehen können. Die Beratungsstellen, die hier angegeben werden, arbeiten alle unter Einhaltung der Schweigepflicht und die Beratungen sind kostenlos. Einige Beratungsstellen bieten auch Online-Beratung an. Über die Internet-Adressen finden Sie schnell die Auswahl der Beratungsstellen vor Ort. Wenn Sie einen

www.profamilia.de	*Tel.: +49 (0)69 26957790, auch Online-Beratung möglich*
www.caritas.de	*Tel.: +49 (0)761 200-0, auch Online-Beratung möglich, katholische Institution*
www.drk.de	*Tel.: +49 (0)30 85404-450*
www.vorabtreibung.net	*Tel.: 08000 60 67 67*
www.awo.org	*Tel.: +49 (0)30 263090, die Beratung orientiert sich an dem Selbstbestimmungsrecht und der Selbstverantwortung der zu beratenden Frauen und Männer*
www.donumvitae.org	*katholische Institution*
www.familienplanung.de	
www.bundesstiftung-mutter-und-kind.de	

Schwangerschaftsabbruch in Erwägung ziehen, erhalten Sie dort ebenfalls alle nötigen Informationen.

Die Beratungen umschließen u. a. folgende Themen:

→ Schwanger in Beruf oder Ausbildung: Welche Rechte und Pflichten habe ich?
→ Finanzielle Beratung und Unterstützungsmöglichkeiten
→ Ungewollt schwanger sein: Beratung zum Schwangerbleiben oder zu einem Schwangerschaftsabbruch
→ Mutterschutz
→ Elternzeit/Elterngeld

Einige Inhalte des Mutterschutzgesetzes

Im Mutterschutzgesetz sind die Vorschriften zur Arbeitsplatzgestaltung, zum Kündigungsschutz, zu Beschäftigungsverboten unter Weiterzahlung des Arbeitslohns sowie die finanzielle Unterstützung in Form des Mutterschaftsgeldes geregelt.
Es gilt für alle Frauen, die in einem Arbeitsverhältnis angestellt sind, auch bei Teilzeitanstellung für den Zeitraum vom Beginn der Schwangerschaft bis in die Stillzeit hinein.

Zum Kündigungsschutz
Es besteht ein Kündigungsverbot vom Beginn der Schwangerschaft bis zu vier Monate nach der Geburt. Erst wenn die Frau ihren Arbeitgeber über die Schwangerschaft informiert hat, kann dieser Schutz gewährleistet werden. Darum sollte die Frau, sobald sie um ihre Schwangerschaft weiß, ihren Arbeitgeber darüber informieren. Der Arbeitgeber muss diese Information vertraulich behandeln.
Nimmt die Mutter nach der Geburt des Kindes Elternzeit, so verlängert sich der Kündigungsschutz bis zum Ablauf der Elternzeit.

Zum Beschäftigungsverbot
Wenn die Schwangere am Arbeitsplatz einem Gesundheitsrisiko ausgesetzt wird, so kann vom Arzt/von der Ärztin ein Beschäftigungsverbot ausgesprochen werden. Zum Beispiel bei Arbeiten, wo regelmäßig mehr als 5 kg schwere Lasten gehoben werden müssen oder bei denen sie schädlichen Einwirkungen wie Strahlen, Staub, Erschütterungen, Hitze, Kälte oder Nässe ausgesetzt ist.

Zur Gestaltung des Arbeitsplatzes
Der Arbeitgeber hat dafür Sorge zu tragen, dass sich die werdende oder stillende Mutter während der Pause hinlegen kann, um auszuruhen.
Werdende und stillende Mütter dürfen nicht in Nachtarbeit, nicht an Sonn- und Feiertagen und nicht mit Mehrarbeit beschäftigt werden.
Der stillenden Mutter stehen mindestens zwei Pausen von je 30 Minuten zu.

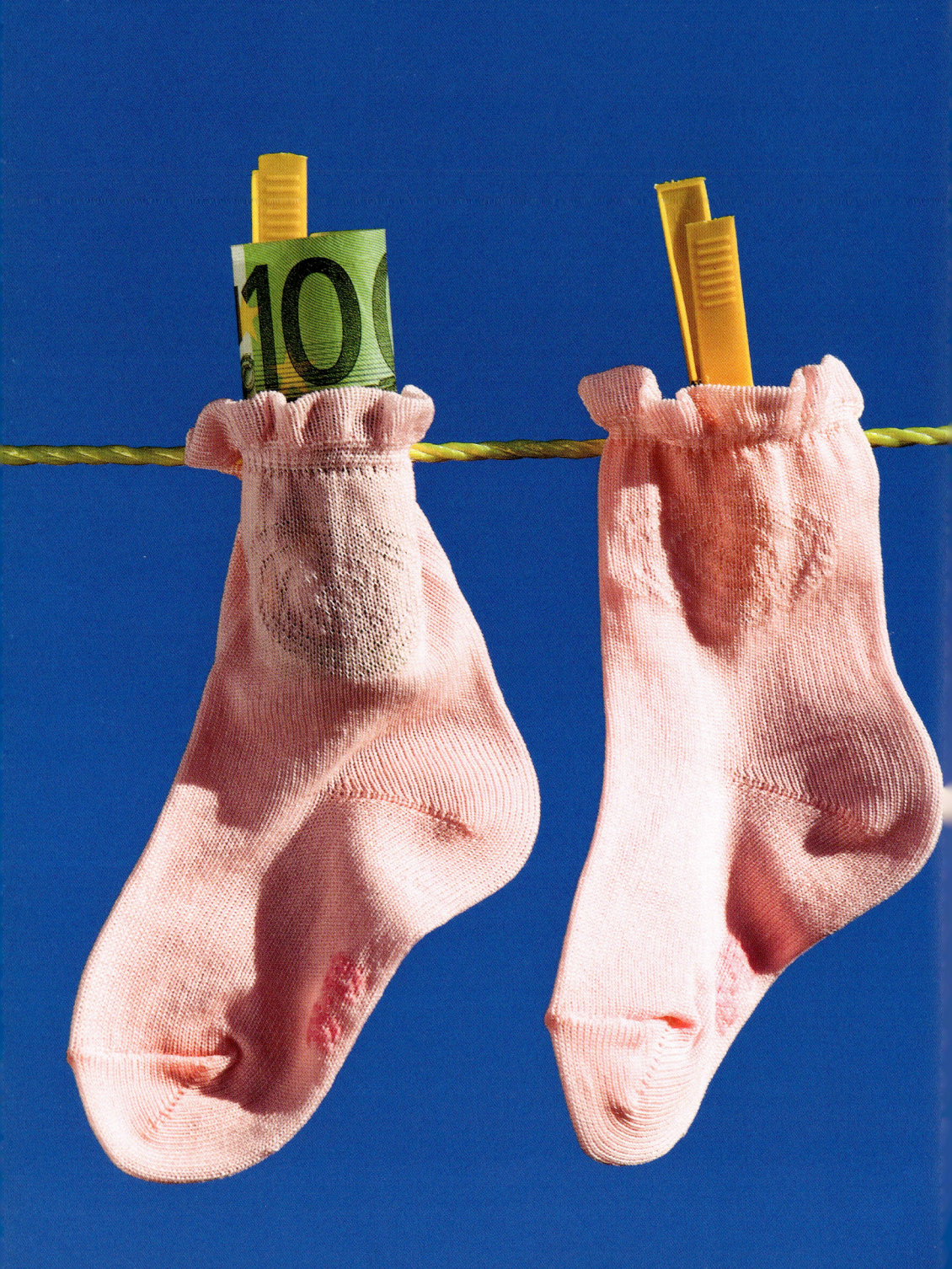

Zur Mutterschutzfrist

Die Mutterschutzfrist beginnt sechs Wochen vor und endet acht Wochen nach der Geburt. In dieser Zeit ist die Frau von ihrer Arbeit befreit. Die Krankenkasse bezahlt ihr das Mutterschaftsgeld in der Höhe, die ihrem bisherigen Durchschnittslohn entspricht.

Eine genaue Beratung zur eigenen Situation können die genannten Beratungsstellen geben. Im Internet findet man eine gute und ausführliche Beschreibung über das Mutterschutzgesetz auf der Seite des Bundesministeriums für Familie, Senioren, Frauen und Jugend: *www.bmfsfj.de*.

Elternzeit und Elterngeld

Elternzeit steht Müttern und Vätern zu, die in einem Arbeitsverhältnis stehen und ihr Kind in der eigenen Wohnung versorgen. Sie kann bis einschließlich des dritten Lebensjahres des Kindes beantragt werden. In dieser Zeit verlängert sich der Kündigungsschutz. Elterngeld wird insgesamt für zwölf Monate bezahlt und umfasst ca. ein Drittel des vorherigen Nettogehaltes. Genaue Angaben und Berechnungen über die Höhe des Elterngeldes und wann die Elternzeit beantragt werden muss erhält man ebenfalls über die Beratungsstellen oder das Bundesministerium für Familie, Senioren, Frauen und Jugend: *www.bmfsfj.de*.

Zum Thema »Vaterschaft und Elternzeit« hat das Bundesministerium eine große Studie veröffentlicht. Dort wurde festgestellt, dass zunehmend mehr Väter die Möglichkeit der Elternzeit in Anspruch nehmen. Immer mehr Männer nehmen teil an den Vorsorge-Untersuchungen in der Schwangerschaft und entscheiden sich für eine aktive Teilnahme an der Entwicklung ihrer Kinder – von der Zeugung an.

Eine schwedische Untersuchung ergab, dass in Familien, in denen die Väter beim ersten Kind Elternurlaub genommen haben, die Scheidungsrate um 30 % geringer war. Der Anteil der Familien mit mehreren Kindern ist ebenfalls erhöht in dieser Gruppe.

Die medizinische Betreuung der Schwangeren

Diese liegt in den Händen der Hebammen und der Frauenärzte.

Durch regelmäßige Vorsorge-Untersuchungen in der Schwangerschaft wird der Verlauf der Schwangerschaft überwacht und begleitet, im Hinblick auf das Wohlergehen der Frau und des Kindes.

Die Vorsorge-Untersuchungen können von Hebammen oder Frauenärzten vorgenommen werden. Oft gehen die Frauen im Wechsel einmal zu ihrem Arzt, das nächste Mal zu ihrer Hebamme.

Grundsätzlich sind die werdenden Väter herzlich willkommen bei den Vorsorge-Untersuchungen. So sind sie direkt dabei, um etwas mehr darüber zu erfahren, was gerade im Körper ihrer Partnerin vor sich geht, wie sich ihr Kind entwickelt und welche Fragen sich stellen, die von den werdenden Eltern gemeinsam entschieden werden müssen.

Die Aufgaben der Hebamme

Hebammen sind die Fachfrauen für die Schwangerschaft, die Geburt und das Wochenbett. Sowohl ihre Ausbildung als auch ihre Berufserfahrung verdichtet sich auf diesen Lebensabschnitt der Menschen.

Das Anrecht auf Hebammenbetreuung beginnt in Deutschland mit dem Beginn der Schwangerschaft und endet acht Wochen nach der Geburt, bei Stillproblemen erst dann, wenn die Frau ihr Kind abgestillt hat.

Hebammen beraten und begleiten die werdenden Familien, auch wenn sie gesund sind. Sie arbeiten präventiv, im Hinblick auf die Gesunderhaltung. Die Schwangere kann jederzeit, wenn sie Fragen, Beschwerden oder Unsicherheiten hat, einen Termin bei einer Hebamme vereinbaren. Sie muss dafür nicht krank geworden sein.

In Deutschland wird überlegt, die Hebammenbegleitung auch schon ab dem Zeitpunkt des Kinderwunsches möglich zu machen. In manchen Orten Afrikas ist das ganz üblich. Wenn sich ein Paar ein Kind wünscht, dann sucht es zunächst eine Hebamme. Das klingt vielleicht seltsam, denn wie das »Kindermachen« geht, weiß man ja schon längst, dennoch ist es für das Gelingen der Schwangerschaft und die Gesundheit des Kindes von großer Bedeutung, wie der Gesundheitszustand von Mann und Frau zum Zeitpunkt der Zeugung und der Empfängnis ist. Alkohol und Drogen zum Beispiel verringern die Möglichkeit der Entstehung einer Schwangerschaft und können das Kind schädigen. Auch in den ersten Wochen der Schwangerschaft, in denen die Frau meistens noch gar nicht weiß, dass sie schwanger ist, wirken sich Alkohol und Drogen auf das entstehende Kind negativ aus. Bestimmte Medikamente oder Impfungen, zum Beispiel gegen Röteln, gehören mit dazu. Sie können eine Behinderung des Kindes oder eine Fehlgeburt zur Folge haben.

Unser Gesundheitssystem in Deutschland sieht vor, dass schwangere Frauen besondere Unterstützung erhalten für die sensible Zeit der Schwangerschaft, der Geburt und des Wochenbettes (die ersten acht Wochen nach der Geburt).

Diese Unterstützung bieten in erster Linie Hebammen an. Sie besuchen die Frauen und Familien zu Hause nach der Geburt, und auch in der Schwangerschaft sind Hilfeleistungen und Vorsorge-Untersuchungen als Hausbesuch möglich. Sie sind ausgebildet in der Beobachtung und

Diagnostik der natürlichen Veränderungsprozesse und erfahren im Umgang mit den individuellen Gefühlen, Beschwerden oder Problemen der unterschiedlichen Frauen. Die Hebammen sind oftmals zusätzlich ausgebildet in verschiedenen naturheilkundlichen Verfahren und können so mit natürlichen Methoden erste Anzeichen einer drohenden Komplikation erkennen und behandeln.

Alle üblichen Untersuchungen einschließlich der Laboruntersuchungen werden in der Hebammenpraxis durchgeführt. Lediglich die drei empfohlenen Ultraschalluntersuchungen sind den Frauenärzten vorbehalten. Entwickelt sich in der Schwangerschaft ein krankhafter Verlauf, so spricht sich die Hebamme mit dem betreuenden Arzt ab und die Schwangere wird von beiden Berufsgruppen in Kooperation weiterbetreut.

Der Gesetzgeber hat festgelegt, dass bei jeder Geburt eine Hebamme anwesend sein muss. Verläuft die Geburt normal, ist sie die zuständige Fachfrau. Wird die Geburt schwieriger, verlässt sie also den gesunden Rahmen, wird das von der Hebamme erkannt und sie zieht den Arzt mit hinzu. Auch hier, bei der Geburt, wie schon in der Schwangerschaft, wird die Frau dann von der Hebamme und dem Arzt gemeinsam weiterbetreut.

Die Aufgaben des Frauenarztes

In der ärztlichen Praxis werden ebenfalls die schon genannten Vorsorge-Untersuchungen durchgeführt, die in den Mutterpass eingetragen werden. Jede Frau kann frei auswählen, ob sie lieber zu ihrer Hebamme oder zu ihrem Arzt gehen möchte. Bei der Geburt ist der Frauenarzt in den Krankenhäusern meist zur Aufnahme und zum Zeitpunkt der Geburt anwesend. In den Stunden dazwischen liegt die Betreuung hauptsächlich bei der Hebamme, die, abhängig vom Geburtsverlauf, den Arzt mit dazu ruft.

In den ersten Tagen nach der Geburt werden Mutter und Kind im Krankenhaus meistens von Krankenschwestern, manchmal Hebammen, und der Arzt-Visite betreut. Wenn die Familie nach wenigen Tagen nach Hause geht, übernimmt dort die freiberufliche Hebamme die Versorgung und Betreuung der jungen Familie. Zum Abschluss des Wochenbettes (acht Wochen nach der Geburt) ist dann noch mal eine Abschlussuntersuchung vorgesehen. Diese kann wieder wahlweise bei Frauenarzt oder Hebamme gemacht werden.

Zusammenfassend kann man die Aufgabenbereiche des Frauenarztes gegenüber der Hebamme so abgrenzen: Hebammen stützen, bewahren und kontrollieren in erster Linie die Gesundheit von Frau und Kind, sind zuständig für den natürlichen

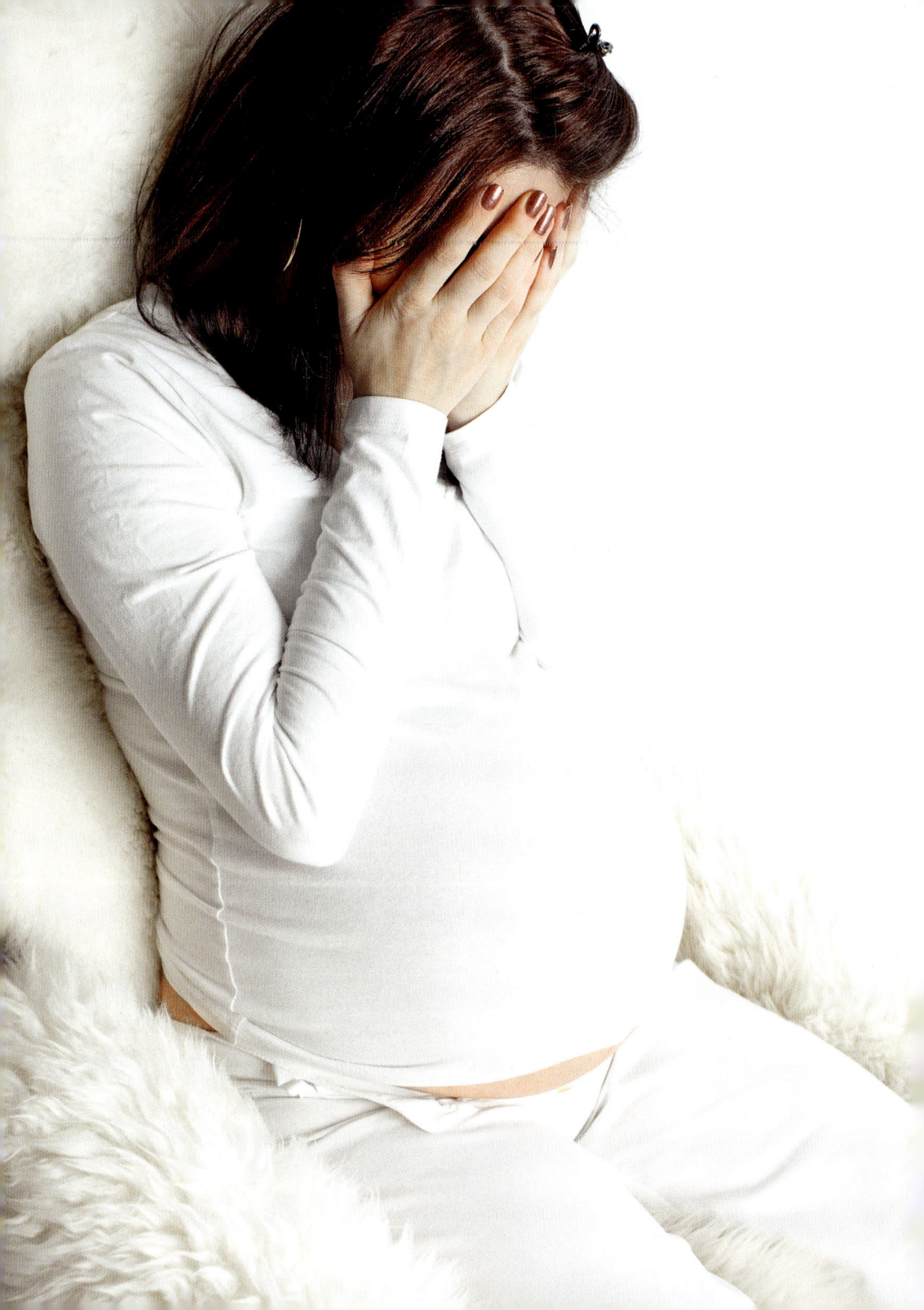

Verlauf von Schwangerschaft, Geburt und Wochenbett. Frauenärzte diagnostizieren und sind zuständig für die krankhaften Verläufe, in denen medizinische Interventionen eventuell nötig werden.

Die Hebamme hat den Blick für die Frau in ihrer Lebenssituation, ihrer Umgebung und führt sie durch die Schwangerschaft, möglichst so sicher und gut, dass gar keine schwerwiegenden Komplikationen

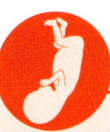

Ein Beispiel bei beginnenden Anzeichen für eine Frühgeburt

Sowohl Arzt als auch Hebamme werden die Anzeichen wahrnehmen. Der Arzt wird die Frau krankschreiben, sodass sie weniger Stress hat und weniger Druck ausgesetzt ist. Sie sollte viel liegen, um so ihrem Körper die Ruhe zu geben, die er braucht, um die Schwangerschaft zu erhalten. Die Hebamme kann dann Hausbesuche bei der Frau machen, um zu sehen, ob die Anzeichen einer drohenden Frühgeburt zurückgehen. Sie wird einen Eindruck gewinnen, ob die Frau tatsächlich auf dem Sofa ruht, und sie darin unterstützen. Manchmal ist es gar nicht so einfach, eine Frau und die Familienordnung um sie herum dahin zu bringen, dass sie, wenn sie schon nicht zur Arbeit geht, auch den Haushalt liegen lässt, um tatsächlich zu ruhen. Sind schon Kinder in der Familie, ist auch für deren Betreuung zu sorgen, damit die Frau nicht doch immer wieder aufsteht. Dann kann eine Haushaltshilfe vonnöten sein, die wiederum vom Frauenarzt beantragt wird bei den gesetzlichen Krankenkassen. Die privaten Krankenkassen übernehmen keine Kosten für Haushaltshilfen. Hat sich die Gefahr einer Frühgeburt nicht beruhigt durch das häusliche Liegen, kann eine Einweisung der Frau in die Klinik notwendig werden.

Es ist immer eine Gratwanderung: zwischen zu großer Angst und Sorge um das Kind, was dann wiederum auch die Anspannung der Muskulatur der Frau erhöht und die Situation verschlechtert. Und einer Form der Ignoranz oder des blinden Vertrauens nach dem Motto: »Es wird schon gut gehen, bestimmt sind Frauenarzt und Hebamme nur übervorsichtig«, was dann ebenfalls die Situation verschlechtert, weil die nötigen Maßnahmen zur Erholung und Ruhe nicht eingehalten werden. Eben diese Gratwanderung ist es, dieser achtsame, liebevolle und respektvolle Umgang mit den »anderen Umständen«, den die Hebammen mit den Frauen und Familien immer wieder individuell suchen und finden.

auftreten müssen. Ist dann doch eine Komplikation entstanden, übernimmt der Frauenarzt die weitere Diagnostik und leitet, wenn nötig, eine Therapie ein.

Wahl des Geburtsortes

Obschon die Geburt zu Beginn der Schwangerschaft noch weit weg scheint, ist es ratsam, sich möglichst früh zu informieren, welche Möglichkeiten für die Geburt in der näheren Umgebung zur Verfügung stehen.

Immer dann, wenn Sie sich für die Geburt eine »eigene« Hebamme oder ein Hebammenteam wünschen, sollten Sie sich frühzeitig darum kümmern. Oft sind die Hebammen überbucht und Sie brauchen genügend Zeit, »Ihre Hebamme/n« kennenzulernen, weil der Sinn der »eigenen« Hebamme darin besteht, eine Vertrauensperson bei der Geburt an Ihrer Seite zu wissen. Dies Vertrauen kann umso stärker werden, je länger die Zeit ist, in der die werdenden Eltern mit der Hebamme in Kontakt sind.

In den Krankenhäusern muss man sich in der Regel nicht für eine Geburt anmelden. Man sollte aber wissen, welches Krankenhaus im Umkreis eine geburtshilfliche Abteilung hat und ob es dort eine Kinderklinik gibt oder nicht. Die Krankenhäuser, die keine Kinderklinik integriert haben, nehmen die Schwangeren in der Regel erst ab der 37. SSW auf. Also ab dem

Zeitpunkt, wo das Kind sich organisch so weit entwickelt hat, dass es außerhalb des mütterlichen Bauches leben kann. Nur wenn das Kind vor der 37. SSW auf die Welt kommen will oder sich in den Ultraschalluntersuchungen Erkrankungen gezeigt haben, die eine kinderärztliche Erstversorgung des Kindes notwendig machen, sollte ein Krankenhaus gewählt werden, in dem Kreißsaal und Kinder-Intensivstation in einem Gebäude untergebracht sind. Diese Krankenhäuser werden als Perinatalzentren bezeichnet.

Ist aber die Schwangerschaft normal verlaufen, die Mutter gesund und mit einem gesunden und reifen Kind zu rechnen, dann haben die Eltern die Möglichkeit, unter verschiedenen Geburtsorten auszuwählen. Ein Krankenhaus mit Kinderklinik ist nicht nötig, sondern auch kleinere Krankenhäuser mit geburtshilflicher Abteilung entsprechen dem medizinischen Standard. Weil wir bei einer gesunden Schwangeren und einem gesunden Kind von einer gesunden und normalen Geburt ausgehen dürfen, ist auch eine Geburt außerhalb des Krankenhauses möglich: im Geburtshaus oder zu Hause.

Wenn Sie daran interessiert sind, nehmen Sie möglichst bald Kontakt auf zu einer Hausgeburtshebamme beziehungsweise zu einem Geburtshaus. In einem ersten Gespräch wird einerseits die Hebamme anhand Ihrer Anamnese entscheiden, ob eine außerklinische Geburt möglich ist. Andererseits können Sie als Frau und als

Paar in dem Gespräch ein Gefühl dafür bekommen, ob Sie sich diesem Hebammenteam anvertrauen können und möchten. Geburtshäuser sind von Hebammen geleitete Institutionen, die sich darauf ausrichten, eine natürliche Geburt zu unterstützen. Sie bieten einen ungestörten Raum, der die Privatsphäre und die Selbstbestimmung des Paares achtet. Sie arbeiten individuell, auf die Bedürfnisse jeder einzelnen Frau/jedes Paares eingehend, unter dem Leitgedanken,: jede Geburt in ihrer Einzigartigkeit zu schützen, zu führen und zu begleiten. Die direkte Betreuung durch die Hebamme gewährleistet die Sicherheit der Gebärenden und des Kindes. Zur Geburt sind immer zwei Hebammen anwesend. Es gibt ausreichend Zeit, Mutter und Kind ihren eigenen Rhythmus der Geburt finden zu lassen. Die Partner werden mit einbezogen bei der Geburt.

Geburtshäuser sind als medizinische Einrichtung von unserem Gesundheitssystem anerkannt. Die meisten Geburtshäuser lassen sich regelmäßig im Rahmen des Qualitätsmanagements zertifizieren. Adressen und weiterführende Informationen finden Sie unter: *www.netzwerk-geburtshaeuser.de.*

Bei einer Hausgeburt ist der intime, vertraute Rahmen schon direkt gewährleistet. Die Hebammen arbeiten auch hier individuell angepasst an die Bedürfnisse der Frau, des Geburtsverlaufes und des Kindes. Bei einer Hausgeburt haben die Eltern »Heim«-Vorteil. Die Hebamme kommt als Gast dazu und muss sich einfinden. Die Frau und auch der Mann bewegen sich in ihren eigenen Räumen meist ungehemmter. Wenn allerdings die Wohnsituation den geschützten Ort nicht bieten kann (zum Beispiel wegen dünner Wände und unangenehmer Nachbarn), sind die Geburtshäuser die bessere Alternative.

Tritt während der außerklinischen Geburt eine Komplikation auf, wird diese frühzeitig erkannt von der Hebamme. Die Geburt wird dann in die nächstgelegene Kooperationsklinik verlegt und dort entweder von der vertrauten Hebamme oder der dort diensttuenden Hebamme weiterbetreut.

Über Unterschiede und Risiken in der außerklinischen Geburtshilfe im Vergleich zu den Klinikgeburten informiert die Gesellschaft für Qualitätssicherung in der außerklinischen Geburtshilfe: www.quag.de.

Neben der Auswahl dieser verschiedenen Geburtsorte Krankenhaus, Geburtshaus, Hausgeburt besteht noch die Möglichkeit, eine hebammenbegleitete Beleggeburt in einem bestimmten Krankenhaus zu wählen.

Immer dann, wenn die Frau/das Paar sich für eine Geburt mit einer ihr vertrauten Hebamme (oder Hebammenteam) entscheidet, spricht man von einer 1:1-Betreuung. Diese Hebamme ist dann nur für diese eine Geburt zuständig und betreut sie vom Anfang bis zum Ende der Geburt. Dieses Modell beinhaltet, dass das Paar seine Hebamme/sein Hebammenteam in der Schwangerschaft kennengelernt und Vertrauen aufgebaut hat. So wie bei einer Geburtshausgeburt oder einer Hausgeburt auch. In den letzten Wochen vor der Geburt steht Ihre Hebamme zu jeder Tages- und Nachtzeit für Sie bereit. Dafür entsteht ein Vertrag zur Rufbereitschaft zwischen der Frau/dem Paar und der Hebamme/dem Team. Die Kosten für diese Rufbereitschaft sind von Ort zu Ort unterschiedlich. Nur wenige Krankenkassen sind bereit, diese Rufbereitschaftspauschale zu übernehmen. Alle anderen Hebammenleistungen, die hier beschrieben werden, werden von den Krankenkassen gesetzlich übernommen.

Für eine hebammenbegleitete Beleggeburt, für eine Geburtshausgeburt und für eine Hausgeburt gilt diese 1 : 1-Betreuung.

Im Kapitel 7 werde ich noch näher auf die Geburt eingehen, und damit auch auf die Unterschiede der verschiedenen Geburtsorte. Für den Beginn der Schwangerschaft soll hier nur aufmerksam gemacht werden darauf, dass es sich lohnt, schon früh grundsätzliche Entscheidungen zu treffen bezüglich der Wünsche für die Geburt, weil sonst am Ende der Schwangerschaft die verschiedenen Betreuungs-

möglichkeiten eventuell nicht mehr zur Verfügung stehen.

Zur Entscheidungsfindung: das Thema Angst

Wie soll ich entscheiden? Ich will doch nur das Beste für unser Kind.

Oft schwingt die Angst vor Komplikationen mit ein in den Entscheidungsprozess zum Geburtsort bei einer Geburt. Eltern wünschen sich größtmögliche Sicherheit für ihr Kind. Und Geburt, so hört und liest man immer wieder, scheint gefährlich zu sein für Mutter und Kind.

Ich möchte Sie gerne davon überzeugen, dass wir mit Respekt und Achtsamkeit dem Geburtsvorgang begegnen sollten, und möglichst ohne Angst. Angst ist kein guter Gefährte!

Wir kennen das alle. Wenn wir vor einer besonderen Herausforderung stehen, zum Beispiel einer extremen Bergwanderung, vielleicht sogar Klettertour. Dann sollten wir nüchtern die Risiken kennen und uns in einem angemessenen Rahmen darauf vorbereiten. Alle Risiken können wir nicht kontrollieren und uns nicht darauf vorbereiten. Wenn wir die Tour starten, brauchen wir die klare Überzeugung in uns selbst, der Aufgabe gewachsen zu sein – und wenn die Angst sich dann meldet, schenkt sie uns erhöhte Konzentration und erhöhte Leistungsfähigkeit. Wenn wir sie aber zu groß werden lassen, lähmt sie uns und wird der Grund sein für das Misslingen der geplanten Tour.

Deshalb brauchen wir einen guten Freund an unserer Seite, der an uns glaubt.

Und wir brauchen einen Bergführer, der sich auskennt im Gelände und mit den Touren.

Übertragen auf die Geburt bedeutet das:

Wir brauchen das Vertrauen in uns selbst und unser Kind.
Der gute Freund ist der werdende Vater oder eine andere vertraute Person, der Bergführer ist die Hebamme.

Unterstützende Alternativmedizin

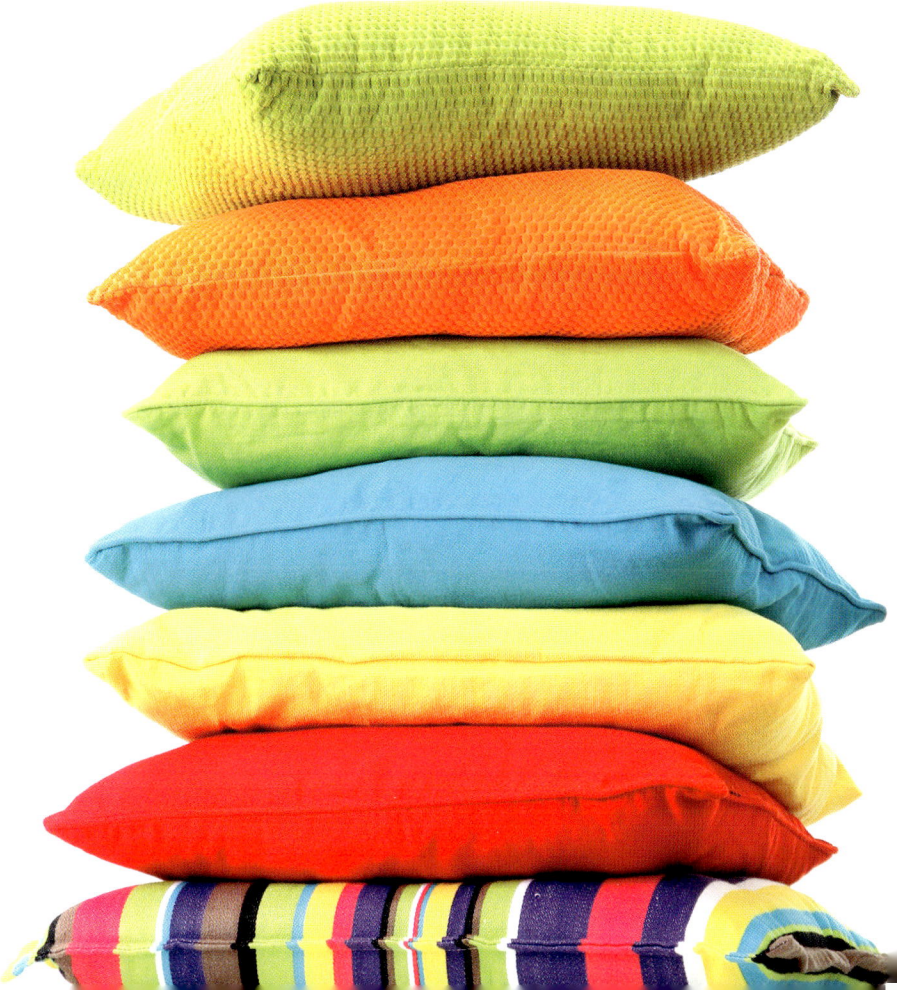

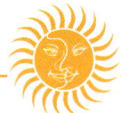

Körperentspannung/Visualisierungen (Fantasiereisen)

Die Körperentspannung, auch Körperreise genannt, ist die einfachste Methode zu entspannen und die Gedanken zur Ruhe kommen zu lassen. Sie wird Ihnen im Geburtsvorbereitungskurs, beim Yoga oder in der Schwangerschaftsgymnastik wieder begegnen. In vielen Situationen des Lebens, zum Beispiel bei Einschlafschwierigkeiten oder Lampenfieber, kann sie Ihnen nützlich sein. Sowohl die werdenden Väter als auch die Frauen können die hier angegebene Körperentspannung anwenden. Wenn Sie Übung darin bekommen, dann können Sie sie auch ohne Anleitung immer und überall nutzen, zum Beispiel auch bei der Geburt. Sie bildet die Grundlage für die Selbsthypnose, die immer mehr als Methode für den Umgang

mit dem Geburtsschmerz angeboten wird. Als wichtigste unterstützende Maßnahme in der Schwangerschaft habe ich sie aus folgenden Gründen aufgeführt:

→ Es ist eine einfache und effektive Methode, die Sie allein, ohne »fremde« Hilfe, anwenden können.

→ Es ist für das ganze Leben gesundheitsfördernd, regelmäßig den Körper zu entspannen und die Gedanken still werden zu lassen, um sich selbst besser zuhören zu können.

→ Sie ist bei allen Schwangerschaftskomplikationen eine effiziente Therapieform, weil sie dem Körper mehr Energie zur Heilung zur Verfügung stellt.

→ Sie ist eine gute Form der Geburtsvorbereitung: durch das bewusste Atmen, durch das bewusste Loslassen der Muskeln, besonders im Becken, durch den Kontakt zum Kind und durch die Kombination dieser drei Aspekte.

Sie können die Körperentspannung während der Geburt in den Wehenpausen anwenden. Man lässt dann ca. jede zweite Zeile des Textes aus und kann so immer schneller in die Entspannung finden. Voraussetzung dafür ist, dass Sie es regelmäßig tun. Denn Sie werden bei der Geburt nur auf Gewohntes zurückgreifen können.
Im folgenden Text finden Sie die genaue Anleitung zu einer Körperentspannung, die ca. zehn Minuten dauert.

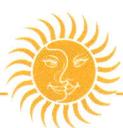

Auf der Audio-CD finden Sie eine Körperentspannung in der Länge von 20 Minuten. Zu Beginn empfehle ich Ihnen die lange Version. Je öfter Sie diese Reisen machen, umso weniger Zeit werden Sie brauchen, um die gleiche Tiefe von Entspannung zu erreichen.

Anleitung zur
10-Minuten-Körperentspannung

Sie sollten den folgenden Text, langsam vorgelesen, hören, während Sie mit geschlossenen Augen auf einem Sessel sitzen oder sich hinlegen.

Entweder Ihr Partner oder eine Freundin liest den Text für Sie, während Sie zuhören und in die Entspannung gehen, oder Sie lesen ihn selbst laut für sich, während Sie Ihre Stimme aufnehmen (die meisten Handys verfügen über eine solche Funktion), um dann per Kopfhörer Ihre gelesenen Worte zu hören.

Lesen Sie langsam und deutlich bei der Aufnahme den Text vor und lassen Sie zwischen den Zeilen immer so viele Atemzüge Pause, wie die Zahl angibt, die dort steht.

Suchen Sie sich einen ungestörten Raum, in dem Sie bequem sitzen oder liegen können.

Schließen Sie Ihre Augen.
Sie spüren, wie der Atem in Sie hineinströmt und wie er wieder aus Ihnen herausströmt.

– 3 –

Ihre Konzentration richtet sich nun nach innen. Zu Ihrem Körper hin. Ihre Augen sind geschlossen und Ihr Blick richtet sich jetzt nach innen, in Sie hinein.

– 6 –

Ihre Ohren nehmen die Geräusche, die Sie jetzt hören, wahr und lassen sie wieder gehen. Ihre Ohren beginnen mehr und mehr, in Sie hineinzulauschen.

– 3 –

Alle Gedanken, die Sie ablenken, lassen Sie einfach wieder gehen.
Ärgern Sie sich nicht über sie. Vielleicht kommen sie immer wieder und Sie lassen sie einfach immer wieder gehen.

– 3 –

Sie spüren, wie der Atem in Sie hinein– und wie er aus Ihnen herausströmt.

– 3 –

Sie spüren, wie der Atem in Ihren Brustkorb strömt. Sie brauchen nichts zu tun. Sie öffnen nur Ihren Brustkorb für den Atem.

– 3 –

Und nun lassen Sie Ihren Atem weiterströmen in Ihren Bauch. Sie öffnen Ihren Bauch für den Atem.

– 3 –

(für Schwangere:) Stellen Sie sich vor, der Atem fließt wie eine Welle um Ihr Kind herum. Er versorgt es mit allem, was es braucht.

– 3 –

Lassen Sie Ihren Atem weiterströmen, in Ihr Becken hinein.

– 2 –

Sie spüren Ihr Kreuzbein, am Ende der Wirbelsäule ... den Schambeinknochen vorn ... Ihre Hüftknochen links und rechts ... und Sie nehmen den Raum wahr in Ihrem Becken, der umgeben ist von diesen Knochen. Sie lassen Ihren Atem durch diesen Raum, durch Ihr Becken hindurchströmen.

– 3 –

Warm und weich strömt Ihr Atem in Ihr Becken hinein, und durch Ihr Becken hindurch. Sie spüren Ihr Becken wärmer werden und weicher.

– 3 –

Alle unangenehmen Gefühle und Gedanken fließen mit Ihrem Atem aus Ihrem Körper hinaus.

– 3 –

Nun lassen Sie Ihren Atem sich weiter verströmen, in Ihre Beine hinein.

– 3 –

Warm und weich strömt der Atem in Ihre Beine. Erst bis in die Oberschenkel ,

– 1 –

bis zu den Knien ... und in die unteren Beine ... bis zu den Füßen.

– 3 –

Sie spüren Ihre Atemenergie, wie sie an den Fußsohlen entlangstreicht und zwischen den Zehen hindurchströmt.

– 3 –

Alle Spannungen oder unangenehmen Gefühle können mit dem Atem aus Ihrem Körper herausströmen.

– 3 –

Nun gehen Sie mit Ihrer Wahrnehmung wieder die Beine hoch, zum Kreuzbein.

– 1 –

Und spüren sich zu Ihrer Wirbelsäule.

– 1 –

Ihr Atem strömt nun Wirbel für Wirbel die Wirbelsäule empor. Wie eine Schlange schlängelt er sich um jeden einzelnen Ihrer Wirbel.

– 3 –

Er verströmt sich nach links und rechts von der Wirbelsäule in Ihren Rücken hinein. Alle Spannungen, die Sie jetzt wahrnehmen, strömen mit dem Atem aus Ihrem Körper heraus.

– 3 –

Weiter strömt der Atem zu Ihren Schultern. Sie lassen Ihren Atem zu den Schultergelenken und Schulterblättern strömen.

– 3 –

Von dort aus verströmt sich der Atem weiter in Ihre Arme.

– 2 –

Die Atemenergie verströmt sich in Ihre Oberarme … zu den Ellenbogen … bis in die Hände und in jeden einzelnen Finger hinein.

– 3 –

Alle Spannungen oder unangenehmen Gefühle oder Gedanken können mit dem Atem aus Ihrem Körper herausströmen.

– 3 –

Nun lassen Sie Ihre Atemenergie auch in den Hals und zu Ihrem Nacken strömen.

– 2 –

Ihr Atem verströmt sich in Ihren Hals … und strömt weiter, die Kopfhaut entlang … verströmt sich bis zu den Ohren … und bis zur Stirn.

– 2 –

Sie spüren, wie Ihre Stirn glatter wird.

– 2 –

Die Augen werden ruhiger.

– 1 –

Die Wangen weicher.

– 1 –

Der Kiefer lockert und öffnet sich.

– 3 –

Sie spüren Ihren ganzen Körper auf der Matte liegen oder sitzen.

– 2 –

Und erlauben sich, mit jedem Atemzug noch ein bisschen tiefer in die Unterlage einzusinken … sich noch ein wenig mehr dem Boden anzuvertrauen.

– 2 –

Es gibt nichts zu tun.

– 3 –

Atmen Sie noch ein paar tiefe Atemzüge bewusst und entscheiden Sie sich dann, langsam wieder wach zu werden, Ihre Hände und Füße zu bewegen und langsam Ihre Augen zu öffnen.

– 3 –

Nach der Reise lassen Sie sich Zeit, um wieder ganz wach zu werden.

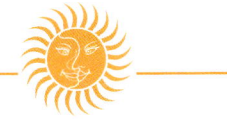

Visualisierungen (Fantasiereisen)

Visualisierungen ermöglichen den Zugang zu unserem tieferen Wissen.
Sie können dabei helfen, einen besseren und umfassenderen Zugang zu einem Thema in uns selbst zu gewinnen. Angelika Koppe hat die Möglichkeiten mit diesen Fantasiereisen erforscht und als Selbstheilungsmethode in Deutschland verbreitet *(www.methode-wildwuchs. com)*. Die Visualisierung zum sicheren Ort stärkt die eigene innere Kraft und Sicherheit, die Visualisierung zum Ungeborenen intensiviert den Kontakt zum Kind.

Man geht davon aus, dass jeder Mensch in sich das Wissen trägt, was richtig für ihn ist, wohin sein Weg geht und was ihn dabei unterstützt. Es gibt verschiedene Möglichkeiten, mit diesem inneren Wissen in Verbindung zu kommen.

Sie kennen das vielleicht nach einem langen Spaziergang im Wald oder am Meer. Erst sind die Gedanken noch mit den alltäglichen Dingen beschäftigt, und nach und nach, während des Gehens, wird es ruhiger im Kopf, und dann steigen Gedanken in Ihrem Kopf auf, die wesentlicher sind.

Vielleicht ist nach einem solchen Spaziergang der Wunsch, ein Kind haben zu wollen, deutlich geworden. Oder Sie haben plötzlich ein Bild von Ihrer Wohnung vor sich, wie Sie sie viel lieber eingerichtet hätten, oder Ihnen fällt wieder ein alter Freund ein, den Sie schon lange nicht mehr gesehen haben und den Sie gerne wieder treffen möchten. Der Spaziergang, in dem die vordergründigen Gedanken abgeflossen sind, hat Sie wahrnehmen lassen, welche tieferen Wünsche Sie haben. Mit einer Fantasiereise ist es ähnlich. Nur dass dabei das Unterbewusstsein zu einem bestimmten Thema geöffnet werden kann.

Es fällt uns oft schwer, so einfache Dinge ernst und wichtig zu nehmen. Ein Ultraschallbild, hergestellt mithilfe der Technik, erscheint uns wichtiger, wahrhaftiger. Was ist schon ein krakeliges Bild meiner eigenen Fantasie dagegen? Nun, es sind zwei verschiedene Dinge, die beide gleich wertvoll, wichtig und nützlich sind. Das Ultraschallbild vermittelt einen neutralen Blick auf den Körper des Kindes und seine biologische Entwicklung. Die inneren Bilder zum Kind bauen Brücken auf der persönlichen und emotionalen Ebene und stärken den eigenen Wandlungsprozess von der Frau zur Mutter und vom Mann zum Vater.

Wenn es dann, beispielsweise in der Visualisierung zum sicheren Ort, heißt: »Vor Ihrem inneren Auge entsteht das Bild von einem Ort, an dem Sie sich wohlfühlen«, dann ist es Ihr inneres Wissen, das Ihnen ein Bild schickt von diesem Ort. Vielleicht sehen Sie gar keinen gewöhnlichen Ort, sondern nur eine Farbe, oder Sie sehen einen Fantasie-Ort oder einen realen Ort, den Sie gut kennen... lassen Sie sich überraschen. Das Bild, das Sie sehen, wird Sie stärken. Es ist aus Ihnen selbst entstanden. Es zeigt Ihnen den Ort, an dem Sie sicher sind und an den Sie jederzeit gelangen können.

Voraussetzung für eine Visualisierung ist ein ruhiger, entspannter Zustand, in dem Ihr aktives Wachbewusstsein zur Ruhe kommen kann. Daher beginnt die Visualisierung immer mit einer Körperentspannung.

Wenn Sie die Visualisierungen der CD machen, dann schreiben Sie danach alles auf, was Sie erinnern können. Oder erzählen Sie Ihrem Freund/Ihrer Freundin, was Sie erlebt haben. Beim Schreiben und

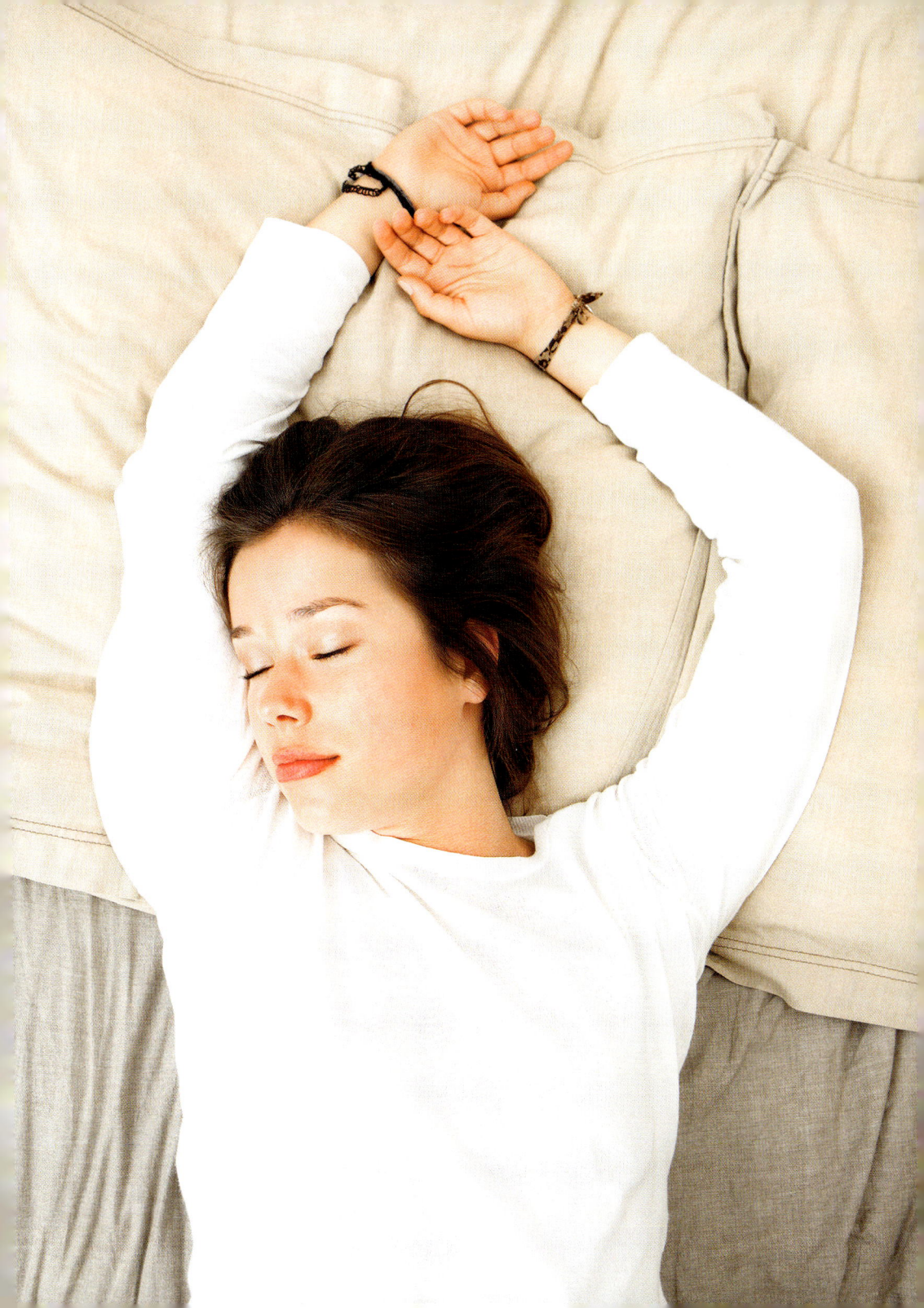

Erzählen sind wir gezwungen, das Erlebte in Worte zu fassen. Die Worte helfen unserem Verstand, das Wissen aus dem Unterbewusstsein hochzuholen in das Alltagsbewusstsein, sodass wir es zur Verfügung haben in unserem Denken.

Der zweite Schritt, die inneren Bilder zu begreifen, geht über das Malen der Bilder oder des Bildes, das Sie gesehen haben. Nehmen Sie sich die Zeit, das Bild zu malen. Es geht nicht darum, ob Sie gut malen können oder nicht. Es geht darum, das Bild wertzuschätzen und sich immer wieder daran erinnern zu können. Bilder sind ein direkter Bezug zu Ihrer eigenen Weisheit. Das Malen unterstützt Sie darin, den Zugang zu Ihrem inneren Wissen zu erhalten und zu erweitern.

Sie können die Visualisierungen so oft wiederholen, wie Sie möchten. Möglicherweise erscheint Ihnen immer der gleiche Ort, manchmal ändert er sich.

 Auf der Audio-CD finden Sie vier einzelne Reisen:

→ **Körperentspannung (20 Minuten)**
Beginnen Sie mit der Körperreise und werden Sie vertraut mit dieser Form der Entspannung.

→ **Visualisierung zum sicheren Ort**
Die Visualisierung zum sicheren Ort pflegt Ihre gesunden Lebensenergien und stärkt Ihr Vertrauen in sich selbst. Ganz besonders dann, wenn Sie sich viele Gedanken und oder Sorgen machen und die eigene Sicherheit zu ver-

lieren drohen. Das können Momente sein, in denen Komplikationen auftreten, oder Momente, in denen Sie emotional gefordert oder belastet sind. Die Reise zum sicheren Ort wird Sie wieder an Ihre natürliche Kraftquelle zurückbringen. Sie stärkt Ihre Basis, die Quelle Ihrer ureigensten Kraft.

→ **Visualisierung zum sicheren Ort mit Kind, ab der 12. Schwangerschaftswoche**
Entscheiden Sie immer wieder neu, ob Sie den sicheren Ort für sich selbst als Frau oder Mann besuchen möchten oder den sicheren Ort für Sie als Mutter/Vater. In dieser Visualisierung finden Sie einen sicheren Ort, der Sie im Zusammensein mit Ihrem Kind als Mutter stärkt.

→ **Visualisierung zum Ungeborenen, ab der 24. Schwangerschaftswoche**
Diese Visualisierung ermöglicht Ihnen, mit Ihrem Kind näher in Kontakt zu kommen.

Klassische Homöopathie

Es bietet sich gerade in der Zeit der Schwangerschaft an, sich mit der klassischen Homöopathie und ihren Arzneien vertraut zu machen, da sie im Gegensatz zu den herkömmlichen, allopathischen Medikamenten keinerlei Nebenwirkungen hervorrufen.

Die Homöopathie beruht auf Grundsätzen der Heilung, die von unserem Verständnis von Krankheit und Gesundheit stark abweichen. Darum möchte ich hier eine kleine Einführung in die Wirkungsweise der klassischen Homöopathie geben.

Ihr Begründer ist Samuel Hahnemann. Das Jahr 1790 wird als Geburtsjahr der Homöopathie benannt.

Samuel Hahnemann arbeitete als Apotheker, Übersetzer und Arzt. Er stieß bei seinen Übersetzungen über die Wirkungsweise verschiedener Pflanzen auf folgende These (die auch schon Hippokrates erkannt und benannt hatte): »Ähnliches wird mit Ähnlichem geheilt.«

Das ist die erste Säule, auf der das Wirkungssystem der Homöopathie aufgebaut ist.

Hahnemann beobachtete, dass die Vergiftungssymptome einer bestimmten Pflanze (damals war es die Chinarinde) genau die Symptome sind, die bei einem erkrankten Menschen auftreten, der durch eben dieses Mittel (die Chinarinde) geheilt werden kann.

Dieses Ähnlichkeitsprinzip kennen wir zum Beispiel bei Erfrierungen.

Wenn man im Winter mit gefrorenen Händen heimkommt, erwärmt man sie nicht mit heißem Wasser, sondern durch kaltes, das nur minimal wärmer ist als die Hand. So werden die Selbstheilungskräfte des Körpers aktiv, die Hände erwärmen sich von innen heraus wieder.

Auf dieses Prinzip baut die Auswahl der passenden homöopathischen Arznei auf. Der behandelnde Homöopath erfragt die Symptome des Menschen und wählt ein Heilmittel aus, das die Kraft in sich birgt, eben diese Symptome beim Gesunden hervorzurufen. Aufgrund dieser Ähnlichkeit ist das Körpersystem so sensibel, dass diese homöopathische Arznei als Auslöser für seine Selbstheilung dient.

Die zweite Säule der Homöopathie basiert auf folgender Beobachtung: Die Wirkkraft der Arznei ist in seiner hochpotenzierten Darreichungsform (zum Beispiel C30) wirkungsvoller als die Ursubstanz. Diese Potenzierung ist ein Verfahren, das die Verdünnung und Energetisierung miteinander verknüpft. Die Bezeichnung der Potenz C30 beschreibt ihr Herstellungsverfahren: C steht für centi = 100. Also eine Verdünnung von 1 : 100. Die 30 bedeutet, diesen Verdünnungsschritt 30-mal zu wiederholen. Konkret bedeutet das Folgendes: Die Ursubstanz, zum Beispiel die Tollkirsche, wird als Pflanze getrocknet und zermörsert, also klein gerieben. 1 g getrocknete Tollkirsche wird mit 99 g Milchzucker (das ist die Trägersubstanz der verkäuflichen Arzneien, genannt: Globuli) verrieben. So ist die Potenz C1 entstanden. 1 g von der C1, verrieben mit 99 g Milchzucker, wird C2 genannt, davon wieder 1 g verrieben mit 99 g Milchzucker ist eine C3 und so weiter. Diese einzelnen Verdünnungsschritte, zusammen mit der Energiezufuhr durch die Verreibung, lassen die spezielle Wirkung homöopathischer Arzneien entstehen. Die Wirkungsweise, die gegen unseren linear denkenden Verstand geht, beweist sich als wahr durch die Beobachtung und Erfahrung. Für Samuel Hahnemann war es damals ein nicht erwartetes Zufallsergebnis einer Forschungsreihe. So bleibt es schlichtweg eine Beobachtung, die er gemacht und weiter erforscht hat. Man muss es nicht verstehen, man muss auch nicht daran glauben, es reicht die Bereitschaft, die Wirkung homöopathischer Arzneien zu beobachten.

Aufgrund dieses Potenzierungsverfahrens und der Ähnlichkeitsregel lässt sich beobachten, dass nur dann eine Wirkung eintritt, wenn der Körper für diesen Reiz empfänglich ist. Wie bei dem Schlüssel-Schloss-Prinzip. Die nicht passende Arznei geht ohne weitere Wirkung an dem Menschen vorbei, die passende Arznei aber setzt den Impuls zur Selbstheilung des Körpers. Es ist also niemals die Arznei, die die Veränderungen im Körper bewirkt (dazu gehören dann eben auch unter Umständen lästige Nebenwirkungen), sondern der eigene Körper, der, einem passenden Impuls folgend, gesund wird aus sich selbst heraus. Am leichtesten kann man die Wirkung einer passenden homöopathischen Arznei mit der Wirkung eines freundlichen Lächelns vergleichen. Schlimmstenfalls löst es nichts aus, und wenn das Lächeln mich fröhlicher oder aufmerksamer macht, dann ist das meine Fröhlichkeit, die durch das Lächeln hervorgeholt worden ist. Das Lächeln kann nichts Schlechtes in mich hineinbringen. Vielleicht reagiere ich wütend, aber sicher nur dann, wenn eine ganze Menge Wut in mir aufgestaut ist, keinesfalls ist das die Kraft des Lächelns. Das Lächeln kann meine Lebenskraft aktivieren und es tritt das zutage, was in mir ist und beginnt, lebendig zu werden, zu fließen. Und das ist ein Vorgang der Heilung.

In den nachfolgenden Kapiteln empfehle ich zu bestimmten Beschwerden mögliche homöopathische Arzneien, die Ihre Selbstheilungskräfte in Gang setzen können. Dazu nenne ich kurz die Symptome, die das Arzneimittelbild beschreiben. Sie finden die für Sie am besten geeignete Arznei heraus, indem Sie die Symptome Ihres momentanen Befindens, und das schließt neben der eigentlichen Beschwerde auch den gesamten Körper und emotionale Stimmungen mit ein, in größtmöglicher Ähnlichkeit zu einem Arzneimittelbild wiederfinden können.

Die Dosierung wird nicht über die Menge der Globuli geregelt, sondern über die Häufigkeit der Einnahmen. Wenn keine weiteren Angaben gemacht werden, nehmen Sie über drei Tage je morgens und abends 2 Globuli der Potenz C30. Wollen Sie aber beispielsweise die Wirkung der Tollkirsche als homöopathische Arznei Belladonna C30 verstärken, nehmen Sie sie öfter ein als beschrieben. Aber nie länger als drei Tage. Und wenn Sie eine Wirkung spüren, Ihre innere Heilkraft also auf den Reiz der Belladonna C30 reagiert, dann sollten Sie mit der Einnahme aufhören, denn Ihr Selbstheilungsprozess hat begonnen.

Osteopathie

Die Osteopathie geht davon aus, dass Krankheitsbilder oder Schmerzen entstehen, wenn der Körper nicht mehr in der Lage ist zu kompensieren. Dann wird der Osteopath mithilfe seiner Hände Blockaden oder Verhärtungen in Muskeln und Gelenken aufspüren, die er mithilfe seiner genauen anatomischen Kenntnis des Körpers zu lösen versucht. Gelingt das Lösen von Blockaden oder Verspannungen, können Blutgefäße und Lymphe wieder störungsfrei fließen und der Körper ist wieder in der Lage, sich selbst zu regulieren.

Cranio-Sacral-Therapie

Die Cranio-Sacral-Therapie ist aus der Osteopathie entstanden.
Es ist eine sanfte, manuelle Körpertherapie, die mit den Zeichen des Körpers arbeitet.
Zwischen dem Kopf (cranium) und dem Kreuzbein (sacrum) fließt eine Flüssigkeit, die das Gehirn und das Rückenmark umspült. Diese Gehirnflüssigkeit hat einen eigenen Puls, der durch den Wechsel zwischen Produktion und Resorption entsteht. Ca. 6- bis 10-mal pro Minute ist dieser cranio-sacrale Puls zu spüren.

Bewährte Indikationen für die Osteopathie/Cranio-Sacral-Therapie
→ Allgemeine Verspannungen (zum Beispiel im Nacken)
→ Ängste, konkret oder allgemein (zum Beispiel in der Folgeschwangerschaft nach einer Fehlgeburt oder nach einer Kaiserschnittgeburt)
→ Übelkeit
→ Schlafstörungen (Albträume)
→ Schmerzen im Rücken
→ Schmerzen am Kreuzbein
→ Ischiasbeschwerden
→ Vorzeitige Wehen
→ Ungünstige Lage des Kindes für die Geburt
→ Vorbereitung des Beckens und der Hormonbildung für die Geburt
→ Stauungsprobleme unterhalb des Beckens: Ödeme, Hämorrhoiden
→ Karpaltunnelsyndrom (Taubheit oder Schmerzen in den Fingern)
→ Regeneration
→ Kontakt zum Kind

In einer Cranio-Sacral-Sitzung richtet der Behandler seinen Fokus auf den cranio-sacralen Puls. Sein Ziel ist es, dem Körper dabei zu helfen, diesen wieder harmonisch und frei fließen zu lassen. Die Spannungen, die der Körper zeigt, werden mit den Händen wahrgenommen und die Lösungsimpulse des Körpers werden verstärkt. Die Behandlung findet in lockerer Kleidung und im Liegen statt. Sie wird am ganzen Körper durchgeführt, hauptsächlich am Kopf und am Kreuzbein.

In der Schwangerschaft bietet sich diese Therapie besonders an, weil der Körper durch die Schwangerschaft weicher und beweglicher ist. Für diese sanfte Methode ist er also besonders zugänglich.

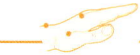

Akupunktur

Die Akupunktur ist ein Teilgebiet der Traditionellen Chinesischen Medizin. Sie geht davon aus, dass im Körper Energie, »Qi«, fließt. Dieses Qi zirkuliert unter anderem in den Meridianen, die wie Bahnen über dem Körper verteilt liegen. Auf jeder dieser Leitbahnen liegen unterschiedlich viele Akupunkturpunkte, die man sich wie kleine Energiepforten im Körper vorstellen kann. Über die Akupunkturpunkte kann man den Qi-Fluss in den Meridianen zum Ausgleich anregen.

Probleme treten auf, wenn diese Energie in den Meridianen und im Körper nicht gut zirkulieren kann, wenn der Energiefluss gestaut oder blockiert ist oder wenn allgemein zu viel oder zu wenig Energie vorhanden ist. Über verschiedene Diagnoseverfahren wie die Anamnese, die Zungen- und Pulsdiagnose und das Anschauen des gesamten Erscheinungsbildes des Menschen entwickelt der/die Behandler/in ein Therapie- und Behandlungskonzept und wählt die zu behandelnden Akupunkturpunkte aus.

Bewährte Indikationen für die Akupunktur

→ Zur Unterstützung der Empfängnis
→ Zur Stabilisierung in der Frühschwangerschaft (bei drohender Fehlgeburt)
→ Übelkeit
→ Unruhe, Gedankenkreisen
→ Rückenschmerzen
→ Wachstumsstörungen des Kindes
→ Bluthochdruck
→ Kreislaufprobleme
→ Karpaltunnelsyndrom
→ Wassereinlagerung im Gewebe (Ödeme)
→ Schlafstörungen
→ Nierenstau
→ Infekte in der Schwangerschaft wie Schnupfen, Husten, Kopfschmerzen
→ Geburtsvorbereitend und geburtseinleitend

Akupunkturnadeln sind sehr feine, dünne Nadeln. Es ist sehr unterschiedlich, wie Menschen die Akupunktur empfinden, manche spüren sie so gut wie gar nicht und andere nehmen den Einstich als kleinen Piks wahr. Es ist erwünscht, dass man eine kleine Sensibilisierung spürt, wenn die Nadel gesetzt wird. Ein kleines, dumpfes Druckgefühl soll an der Stelle entstehen, wo die Nadel liegt, dies nennt man De-Qi-Gefühl.

Bei einer Akupunkturbehandlung in der Schwangerschaft bleiben die Nadeln meistens ca. 20 Minuten liegen und bewirken auf den Punkten einen Ausgleich der vermuteten Störung.

Nebenwirkungen gibt es selten, gelegentlich kann es zu Kreislaufproblemen kommen, die recht schnell wieder ausgeglichen werden können.

Kräuterheilkunde

Die Welt der Heilpflanzen ist bunt und vielfältig. Damit steht sie den Prinzipien des Lebens sehr nah. Wir Menschen leben mit den Pflanzen in einer Symbiose. Sie wandeln das Sonnenlicht in biochemische Energie um, sie bringen uns den Sauerstoff, den wir zum Atmen und damit zum Leben brauchen, sie versorgen uns mit Nahrung, mit Vitaminen, Enzymen und Hormonen.

Im Unterschied zu den isolierten Reinstoffen der pharmazeutischen Industrie wirkt die Heilpflanze immer als Ganzes, als eigene Komposition unterschiedlicher Einzelwirkstoffe. Weil jeder Mensch ebenso als eine einmalige Komposition verschiedener Einzelsubstanzen begriffen werden muss, ist die Behandlung mit Heilpflanzen für unseren Körper umfassender, stimmiger und nachhaltiger, als es mit künstlich hergestellten Einzelwirkstoffen möglich ist. Die Heilpflanzen wirken auf allen drei Ebenen: Körper, Geist und Seele.

Die Schwangerschaft fordert die werdende Mutter in hohem Maße heraus, sich in neue Gegebenheiten und Situationen einzufügen und diese auf die für ihre individuelle Art stimmige Weise zu integrieren.

Heilpflanzen haben Frauen schon immer und überall auf unserem Globus in den Wechselphasen ihres Lebens unterstützt. In einer Zeit, die so stark mit den natürlichen Kräften des Lebens verbunden ist wie die Schwangerschaft und die Geburt, sind die Pflanzen und Kräuter mit ihren vielseitigen, aus der Natur gewachsenen Heilimpulsen gute und passende Begleiter. Sie wirken Sanft und oft langsamer, als wir es von Schulmedizinischen Medikamenten gewohnt sind. Eine alte Weisheit sagt, dass gerade diejenigen Pflanzen, die um das Haus eines Menschen wachsen, die Richtigen sind.

Zur Anwendung

Die im Buch empfohlenen Kräuter werden, wenn nicht anders beschrieben, als Tee zubereitet. Das bedeutet: Das Kraut möglichst ohne Teesieb oder Ähnlichem in die Teetasse geben, sodass sich die Blätter oder Blüten ganz entfalten können. Pro Tasse nimmt man eine »Drei-Finger-Dosis«, also so viel von der Teemischung, wie man mit drei Fingern fassen kann. Mit kochendem Wasser übergießen und sieben Minuten ziehen lassen. Dann wird der Tee durch ein Sieb in eine andere Tasse umgegossen. Drei Tassen am Tag ist die allgemeine Empfehlung.

Meistens werden mehrere Kräuter zu einem Symptom angegeben, weil sich grundsätzlich Teemischungen empfehlen. Die Vielfalt der Wirkung verstärkt sich mit dem Zusammenspiel von zwei, drei oder mehreren Kräutern.

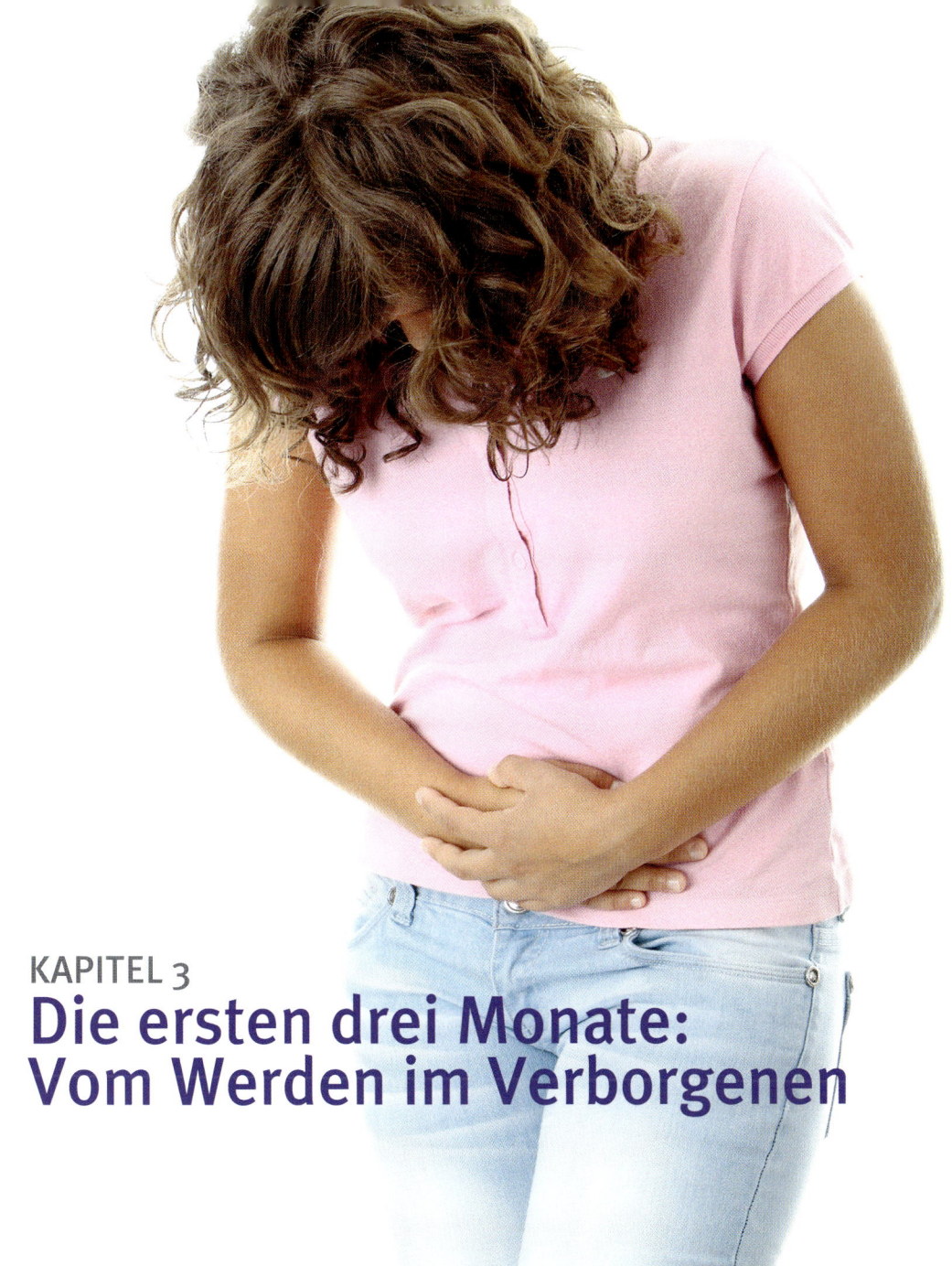

KAPITEL 3
Die ersten drei Monate:
Vom Werden im Verborgenen

Der biologische Zündfunke zur Entstehung des Menschen, die Befruchtung, ist ein Ereignis, in dem Gegensätzliches nicht nur miteinander verbunden wird, sondern miteinander verschmilzt. So zeigen sich die Gegensätze ganz konkret in den Unterschieden der Beschaffenheit der Zellen. Die Eizelle ist sehr groß, innerlich angefüllt mit Energie und Nahrung, und äußerlich bewegungslos. Die Samenzelle ist sehr klein, innerlich enthält sie nicht mehr als das Genmaterial und äußerlich ist sie extrem energiegeladen und flink. Auch im Vorgang der Zeugung werden die Unterschiede deutlich: Der Mann tut etwas aktiv, er bringt seinen Samen in die Frau. Die Frau, eher passiv, öffnet sich, empfängt den Samen und lässt ihn in sich hinein.

In der chinesischen Philosophie werden die Begriffe Yin (weibliche Energie) und Yang (männliche Energie) verwendet für die Bezeichnung einander entgegengesetzter und gleichzeitig aufeinander bezogener Prinzipien. Leben folgt der Dynamik von Bewegung (Yang) und Stille (Yin). Und gerade in der Verschmelzung dieser beiden Prinzipien entsteht der Mensch. Die Verbindung der Gegensätze also bietet die Grundlage für die Entwicklung des Kindes und wir werden immer wieder darauf hingewiesen, dass der Mensch sich entwickelt in der Hin- und Her-Bewegung zwischen diesen beiden Polen.

Die Entwicklung des Kindes – Ausflug in die Embryologie

Wenn die Frau bei der Empfängnis die Zeugungskraft des Mannes in sich aufnimmt, kann diese Energie ihre Eizelle befruchten zu einem sich teilenden, wachsenden »Zellhaufen«, der, in rasanter Geschwindigkeit sich ständig weiterentwickelnd, schließlich Mensch werden will. Während die befruchtete Eizelle (Zygote) sich teilt, wandert sie durch den Eileiter in die Gebärmutter, um sich dort einen geeigneten Platz für die Einnistung zu suchen. Die Einnistung findet am 6. oder 7. Tag nach der Befruchtung statt. Die Zona pellucida, die der Zellkugel (Blastozyste) ihre Form gegeben und eine Einnistung verhindert hat, löst sich auf.

Die Einnistung ist ein aktiver Vorgang des Kindes. So wie das Wurzeltreiben einer Pflanze in die Erde. Ist die Beschaffenheit der Erde zu diesem Zeitpunkt fest und hart, ist dieser Prozess des Verwurzelns deutlich anstrengender, sowohl für die Mutter als auch für das Kind, als wenn sie locker und weich ist. Darin mag begründet liegen, warum einige Frauen in der frühen Schwangerschaft mehr mit Müdigkeit oder Übelkeit zu kämpfen haben als andere. Auch die kindlichen Zellen sind unterschiedlich gefordert bei der Einnistung. Es kann ein leichtes Vorgehen sein, weil die Schleimhaut aufnahmebereit ist, und es kann ein fast aggressiver Vorgang des Eingrabens sein. Es geht mir in dieser Betrachtungsweise darum, mehr Verständnis dafür zu schaffen, was eigentlich geschieht. Dann haben wir als Frauen die Möglichkeit mitzumachen, anstatt uns zu wehren. Und die Männer können besser begreifen, warum sich Frauen so müde fühlen können oder die Übelkeit ihnen jede Freude an der Schwangerschaft nehmen kann.

Hat sich die Blastozyste eingenistet, teilt sie sich auf in zwei Teile. Aus dem Äußeren entwickelt sich die Plazenta, also das Versorgungsorgan. Aus dem Inneren bildet sich das Kind, das nun Embryo genannt wird. Beide wachsen zunächst mit gleicher Geschwindigkeit heran, denn die Ernährung des sich stetig weiterentwickelnden Embryos ist zu Beginn von allergrößter Bedeutung. In diesem Stadium, kann man sagen, ist die Plazenta wie ein Zwilling des Kindes.

Bis zur 10. Woche wird der Embryo noch direkt über die Mutter ernährt, danach ist die Plazenta so weit ausgereift, dass sie als Versorgungsorgan des Kindes zwischengeschaltet wird.

Ist dieser Prozess gelungen, haben sich also Kind und Plazenta bis jetzt »fehlerfrei« entwickelt, ist der weitere Verlauf der Schwangerschaft und die Geburt eines lebenden Kindes relativ sicher. Die ersten 10 Wochen dienen sozusagen der Vorbereitung auf eine stabile Schwangerschaft. Und diese Vorbereitungen gelingen eben manchmal auch nicht.

Wir sind dann mit einer Fehlgeburt konfrontiert. Biologisch betrachtet ist es ein Wunder, dass nur ca. ein Drittel aller befruchteten Eizellen innerhalb der ersten 3 Monate aufhört zu wachsen. Dieser gestorbene Embryo wird meistens im Rhythmus des zu erwartenden Menstruationszyklus aus dem mütterlichen Körper mit einer Blutung ausgestoßen.

Am Ende dieses Kapitels gehe ich näher ein auf den Vorgang der Fehlgeburt.

Könnten wir während der ersten zwölf Wochen zusehen, was in aller Verborgenheit im Bauch der Frau geschieht, so würden wir aus dem Staunen kaum herauskommen.

Am 23. Tag, an dem das werdende Kind nicht einmal die Größe eines Gummibärchens erreicht hat, Frau und Mann oftmals noch gar nichts wissen von der Schwangerschaft, schon da fängt das kleine Herz an zu schlagen.

Erst in der 6. Woche nach der Befruchtung erreicht das Kind eine Größe von 1 cm. In der 8. Woche ist es schon 3 cm groß und der Kopf nimmt die Hälfte dieser Größe ein.

Trotz all dieser erstaunlichen Entdeckungen können wir doch die spannendste Frage, wann nämlich der Zellhaufen, die Blastozyste, der Embryo oder das Ungeborene ein Mensch ist, nicht zufriedenstellend beantworten. Wann zieht die Seele ein in den Körper? Oder baut sich der Körper um die Seele? Verschiedenste Religionen haben dazu unterschiedliche Antworten gefunden. Die australischen

Aborigines haben die 12. Woche als Zeitpunkt benannt, an dem die Seele des Kindes in den Körper einzieht. In unserer christlichen Tradition glauben wir, dass Gott unsere Körper zunächst aus Ton formte, um ihnen dann den Atem des Lebens einzuhauchen. Übertragen auf die Schwangerschaft, in der sich ein Körper formt, wissen wir aber nicht den Zeitpunkt, an dem sich das Leben in den Körper einhaucht.

Körperliche Vorgänge der Frau

Eine Frau, die sich schon seit Jahren vegetarisch ernährte, realisierte erst beim Bäcker, als sie plötzlich ein Wurst-Brötchen für sich bestellte, dass sie schwanger sein musste. Ihr Körper signalisierte ihr mit dem Hunger nach Wurst, dass sich etwas Grundlegendes in ihr geändert hatte. Meistens sind es jedoch die morgendliche Übelkeit, das Wachstum der Brüste, die Veränderung der Haut oder das Ausbleiben der Menstruationsblutung, welche als erste Zeichen einer Schwangerschaft auffallen. Diese Symptome können, müssen aber nicht auftreten. Die Schwangerschaft unterbricht aber fast immer den monatlichen Zyklus. Der weibliche Körper empfängt zum Zeitpunkt der Einnistung ein Signal aus der Gebärmutter: »Eine befruchtete Eizelle hat sich eingenistet.« Und damit beginnt die Unterdrückung des eigentlich geplanten Abstoßungsvorganges, der Menstruation. Nach dem Eisprung baut sich in der Gebärmutter die Schleimhaut auf, die 14 Tage nach dem Eisprung wieder mit der Monatsblutung ausgestoßen werden sollte. Das darf jetzt, wo die befruchtete Eizelle sich eingenistet hat, nicht passieren. Über das Schwangerschaftshormon Beta-HCG, das die Blastozyste bei der Einnistung in den mütterlichen Blutkreislauf abgibt, wird der Unterdrückungsprozess der gewöhnlichen Schleimhautabblutung in Gang gesetzt.

Dennoch treten manchmal Blutungen auf in der frühen Schwangerschaft. Oft ist das die Ankündigung einer Fehlgeburt, aber längst nicht immer. Tatsächlich findet manchmal neben dem eingenisteten Embryo noch eine regelmäßige Menstruationsblutung statt, indem sich die Gebärmutterschleimhaut um das Kind herum aufbaut und abblutet, im gewohnten Rhythmus.

Manchmal blutet auch für eine kurze Zeit die Einnistungsstelle der Plazenta, ohne dass dadurch die Versorgung des Kindes beeinträchtigt wird.

Und manchmal entstehen sogenannte Kontaktblutungen. Es bluten dann kleine Gefäße im Muttermund, die durch die schwangerschaftsbedingte verstärkte Durchblutung bei Berührung sensibler reagieren. Das kann nach dem Geschlechtsverkehr oder auch nach einer vaginalen Untersuchung beim Arzt oder der Hebamme auftreten.

An der Stärke der Blutung kann man nicht zuverlässig erkennen, ob die Schwangerschaft hält oder zu Ende geht. Die einzige Empfehlung lautet: ruhen!

Damit der Körper die Kraft zur Heilung der Blutung zur Verfügung hat. Auch die Homöopathie oder Visualisierungen können hier unterstützend hilfreich sein, sollten dann aber im Einzelfall mit der Hebamme oder dem/der Heilpraktiker/in besprochen und von ihr begleitet werden. Natürlich kann man nur in den Blutungsfällen therapeutisch erfolgreich sein, wo nur die Blutung das Problem ist. Ist das Kind schon gestorben oder löst es sich mit der Blutung, weil es krank ist, kann der Prozess nicht aufgehalten werden. Um zu wissen, ob das Kind noch lebt, ist der Ultraschall die einzige Möglichkeit. Darüber bekommt man schnell und sicher für den Moment Gewissheit.

Noch ein weiterer »normaler« Vorgang im Körper der Frau muss zum Erhalt der Schwangerschaft unterdrückt werden: das Bekämpfen vom kindlichen Fremdeiweiß durch das mütterliche Abwehrsystem. Die Blastozyste besteht aus Fremdeiweiß. Es sind ja keine mütterlichen Zellen, sondern ganz eigene, eben die neu entstandenen des Kindes, die sich da in der Gebärmutter der Frau aufhalten. Fremdeiweiße werden allgemein immer vom Immunsystem bekämpft, weil sie in der Regel Krankheitserreger sind. Also würde der mütterliche Organismus auch das Fremdeiweiß des Kindes be-

kämpfen, wenn da nicht durch die Hormone ein Schutzmechanismus in Gang gesetzt würde. Die Frau befindet sich also in einem Ausnahmezustand, in anderen Umständen.

Ein Effekt der Hormonumstellung ist die Verringerung des Muskeltonus im Körper der Frau. Das bedeutet, die Spannung der Muskulatur in Ruhe wird kleiner. Das macht Sinn, damit der Körper das Wölben des Bauches und das Wachsen der Brüste geschehen lassen kann. Daraus können aber auch unangenehme Begleiterscheinungen resultieren, wie zum Beispiel der häufige Harndrang, der niedrigere Blutdruck, die Müdigkeit, der weniger belastbare Beckenboden, Rückenschmerzen oder Ähnliches.

Manchmal verschwinden auch Rückenschmerzen, die vorher da waren. Dann waren es Schmerzen, die durch eine zu hohe Spannung einer Muskelgruppe hervorgerufen wurden.

Eine ganze Menge Informationen, die über das Hormonsystem reguliert werden, sind dabei aktiv.

Und hormonelle Veränderungen wirken sich immer auch auf das emotionale Erleben aus. So ist die Frau unter Umständen anders. Denn wie sich die biologischen und hormonellen Veränderungen genau auf das Befinden der einzelnen Frau auswirken, ist wieder so unterschiedlich, wie wir Menschen eben sind.

Immer wieder staune ich darüber, dass schwangeren Frauen neben all diesen

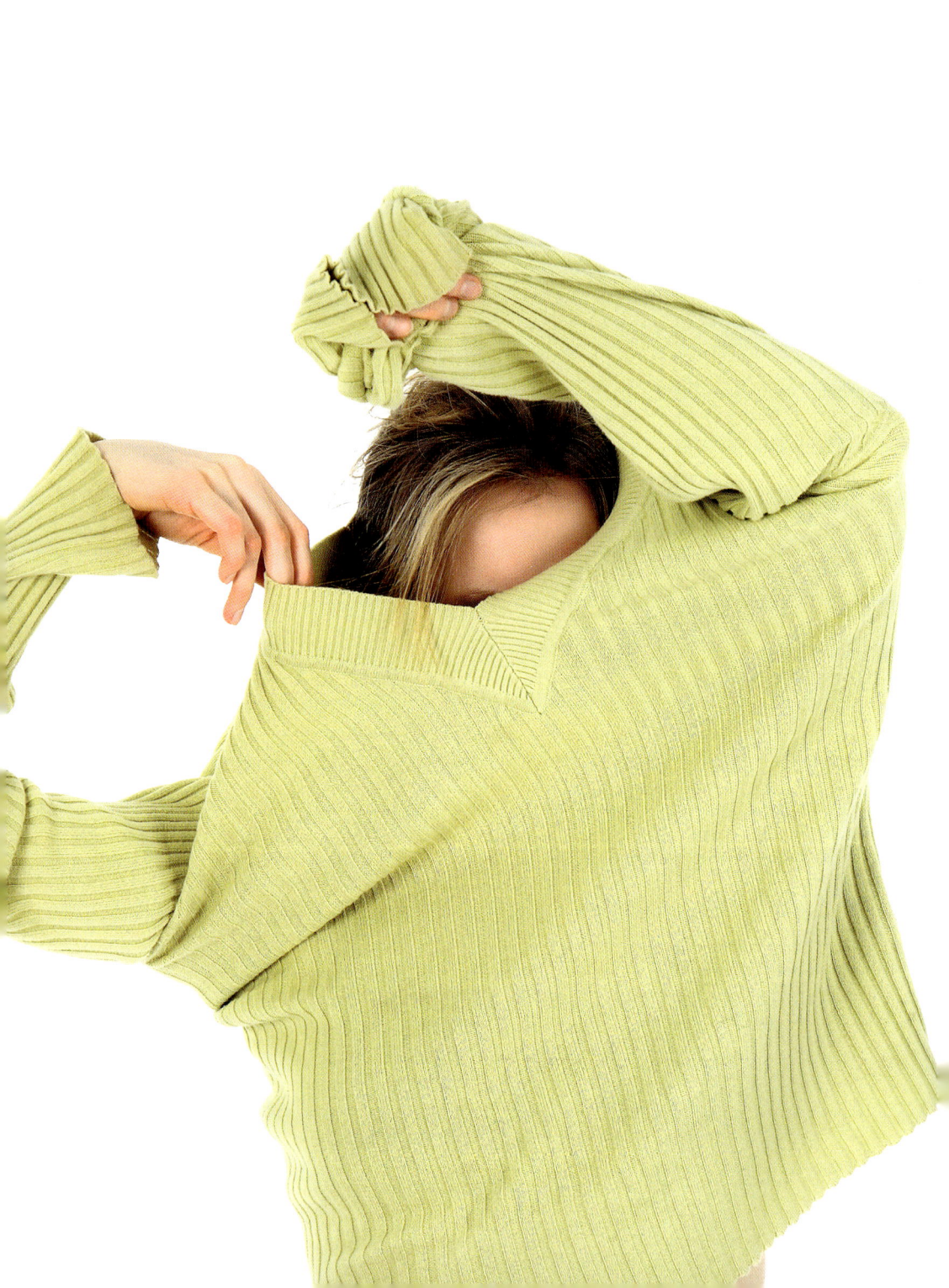

Veränderungen in ihrem Körper überhaupt noch ausreichend Energie bleibt, ihr Leben zu meistern. Denn obwohl von außen betrachtet nichts zu sehen ist, vollzieht sich ein gewaltiger Umstellungsvorgang im Körper der Frau. Und jede Umstellung, wie zum Beispiel auch ein Wohnungswechsel, braucht Kraft und Energie, bis sich der Mensch wieder eingelebt hat.

Wenn also den Frauen in den ersten Wochen der Schwangerschaft die gute Laune, die Kreativität oder der Elan verloren gehen, ist das eigentlich kein Wunder. Die Energien versammeln sich im Bauch für eine große Geste der Hingabe an den Menschen, der da werden will.

Seelische Vorgänge der Frau

Der Beginn des Lebens kündigt sich an, indem etwas ausbleibt, das gewohnt war: das Ausbleiben der Menstruationsblutung.

Zum Beginn einer Neuwerdung gehört das »Raum-Schaffen«. Erst muss es leer werden, damit sich etwas Neues bilden kann.

In einem Bild gesprochen: Will ich ein neues Kleid anziehen, so muss ich erst das alte ausziehen. Ich befreie meinen Körper von der alten Kleidung, bin nackt. Das mag ein Moment sein, in dem mir kalt ist, vielleicht bin ich etwas verlegen, fühle mich unsicher ohne mein gewohn-

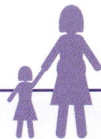

Für Frauen mit Geburtserfahrung

Sind Sie schon Mutter von einem oder mehreren Kindern, werden Sie sich wundern, dass Ihr Bauch dieses Mal viel früher als in der ersten Schwangerschaft weicher und größer wird. Sie spüren vielleicht auch mehr Ziehen in den Leisten und an den Mutterbändern. Fühlen eine Art Dehnungsschmerz im Unterbauch, woran Sie das Wachstum Ihrer Gebärmutter merken. Insgesamt spüren Sie mehr, haben also auch mehr »Zipperlein«. Das Weicherwerden der Muskulatur durch die Schwangerschaftshormone spüren die meisten Mehrgebärenden schon zu Beginn der Schwangerschaft. Und die Muskulatur, die sich ja schon mindestens einmal gedehnt hat für eine Schwangerschaft, nimmt diese Dehnung leichter wieder auf.

Die Müdigkeit kann auch deutlich stärker sein. Das mag daran liegen, dass Sie sich jetzt nicht mehr nach Bedarf ausruhen können wie in der ersten Schwangerschaft, weil Sie jetzt mit Ihren älteren Kindern den ganzen Tag gefordert sind.

tes Kleid und erst dann, mit dem neuen Kleid an meinem Körper, kann ich wieder Wärme, Schutz und Sicherheit fühlen. Ich gehe vor den Spiegel und sehe anders aus. Anders, als ich es mir vorgestellt hatte, als ich das Stück am Bügel hängen sah. Jetzt sehe ich mich im Spiegel in einem neuen Gewand.

Der Beginn einer Schwangerschaft kann von Frauen ganz ähnlich erlebt werden.

Und das Wunderbare ist: Das neue Kleid passt auf jeden Fall. Es zeigt die Frau vielleicht anders, als sie sich kennt. Dennoch ist es nichts Fremdes. Es ist ein Teil von ihr.

Und weil es immer ein echter Teil ist, ist die Schwangerschaft auch eine spannende Reise zu sich selbst. Manche Frauen werden ruhiger, andere ängstlicher, viele werden sensibler, vielleicht egoistischer oder auch endlich mal ganz rund.

Wie auch immer die Veränderungen sind, es gibt kein Richtig oder Falsch, kein Gut oder Schlecht. Es geht darum, diese Veränderungen anzunehmen. Sie dienen fast immer dem Schutz des Kindes.

Das ist oft leichter gesagt als getan. Jede Frau erwartet von sich, glücklich zu sein, weil sie schwanger ist, und auch die Partner und Freunde haben meistens diese Erwartung. Fühlt man sich dann aber müde oder leidet an ständiger Übelkeit, ist das allein schon ein ganz einfacher Grund, nicht das erwartete Strahlen auf dem Gesicht zu tragen. Genauso gut kann es auch sein, dass jetzt, wo die Schwan-

gerschaft Wirklichkeit geworden ist, ein ganzer Schwung von Unsicherheiten und Zweifeln aufkommen, die die gute Stimmung überlagern. Und das darf so sein. Es geht nicht darum, sich und den anderen die gute Stimmung vorzuspielen, sondern es geht darum, möglichst echt zu spüren, was gerade das eigene Empfinden ist, und sich dementsprechend zu verhalten. Die beste Reaktion auf Müdigkeit ist: schlafen.

Bei Übelkeit ist den Frauen oft »alles zu viel«, auch da hilft schlafen, ruhen oder, bildlich ausgedrückt: brüten, eben weniger tun. Genau das tun, wonach einem gerade ist, ohne sich die Frage zu stellen, wonach einem sein sollte.

Im Bauch der Schwangeren vollzieht sich ein so großes Meisterwerk, da ist es doch auch nachvollziehbar, dass die Energie, die dieses Meisterwerk braucht, der Frau nicht mehr zur Verfügung steht. Sie ist sozusagen in ihren Bauch gerutscht.

Die Schwangerschaft ist eine Zeit, in der der Körper die Führung deutlicher übernimmt. Und er hat immer eine gute Absicht. Es muss nicht immer Freude machen, aber man sollte wissen, wie gut es ist, den Bedürfnissen nachzukommen, die der Körper zeigt.

Dann sollten wir voller Stolz darüber, dass unser Körper kraftvoll die Energieverteilung zum Schutz des Kindes regelt, schlafen und ruhen.

Ihre Aufmerksamkeit und Ihr Wohlgefühl sind nun stark geprägt durch das Kind, das die Veränderungen für Sie so deutlich spürbar macht in Ihrem Körper. Das kann sich auch direkt auf Ihre Partnerschaft auswirken. Es entsteht schon eine Einheit: Mutter – Kind. Ihnen ist unwiderruflich klar, dass Sie Mutter geworden sind und dass Sie jetzt wichtig sind, weil Sie die Lebensgrundlage für Ihr Kind bereiten. Für Ihren Partner ist das völlig anders. Er hat nichts direkt zu tun mit dem Kind. Ja, er kann nicht einmal wissen, dass er der Vater dieses Kindes ist. Nur auf der Ebene des Vertrauens zu Ihnen kann er davon ausgehen. Ob er da ist oder nicht, das gemeinsame Kind wächst in Ihrem Bauch. Und darum braucht der Mann von Ihnen eine Einladung, mit dazuzugehören. Er braucht die Gewissheit, dass Sie ihn als Vater sehen, dass Sie ihn brauchen und dass er die Freiheit erhält, in seiner Art und Weise in diese Rolle hineinzuwachsen.

Für Familien

Sie haben sich zwar schon kennengelernt im Schwangersein, dennoch ist jede Schwangerschaft wieder anders, und Sie werden mit dieser Schwangerschaft andere Erfahrungen machen als mit den anderen.

Die meisten Eltern beschreiben, dass sie sich viel weniger kümmern um die zweite oder dritte Schwangerschaft. Sie läuft so mit, es ist nicht mehr so besonders wie beim ersten Mal. Das liegt in der Natur der Sache und sollte kein Grund für ein schlechtes Gewissen sein. Dennoch halte ich es für sehr wichtig, auch bei einer zweiten oder dritten Schwangerschaft die Bewusstheit zu erlangen, dass es wieder darum geht, einen Gast einzuladen (siehe den Absatz über die werdenden Väter).

Also einen inneren Raum zu schaffen für das nächste Kind und sich wieder klarzumachen, dass dieses Kind auch seine Überraschungen und Veränderungen mit sich bringen wird.

Und Sie können Ihre Erfahrungen, die Sie mit Ihren ersten Schwangerschaften gemacht haben, nutzen. Sie wissen schon, was da auf Sie zukommt und können mehr noch wahrnehmen, was Ihnen guttut und was nicht. Und so Ihren eigenen kraftvollen Weg durch diese außergewöhnliche Zeit auf Ihre ganz eigene Art und Weise finden und gehen.

Allgemeine Ernährungs- und Verhaltensempfehlungen

Alkohol, Drogen

Alkohol und Drogen können zu Fehlbildungen und Fehlgeburten in der Schwangerschaft führen. Gerade die ersten Wochen sind am wichtigsten für die gesunde Entwicklung des Kindes.

Zigaretten und Kaffee werden ebenfalls von der Liste gestrichen. Zigaretten rauchen wirkt sich negativ auf die Qualität der Blutgefäße aus. Die Versorgungszentrale des Kindes wird also gefährdet.

Auf Kaffee sollte weitestgehend verzichtet werden, er verursacht Erregung im Körper, und genau das braucht die Schwangere und ihr Kind jetzt nicht.

Es wird sogar vermutet, dass sich regelmäßiger Kaffeekonsum, ähnlich wie Nikotin, durchblutungsmindernd und damit schädigend auf die Versorgung des Kindes auswirkt.

Rohes Fleisch, Fisch, Eier

Rohes Fleisch, roher Fisch und rohe Eier sollten wegen der Infektionsgefahr, zum Beispiel mit Salmonellen oder Toxoplasmose, komplett vermieden werden. Diese Erreger sind plazentagängig, können also beim Kind eine Infektion hervorrufen, die bleibende Schäden oder sogar das Sterben des Kindes verursachen kann.

Folsäure

Gerade in den ersten drei Monaten wird die Einnahme von Folsäure empfohlen, weil ein Zusammenhang von einem Mangel an Folsäure und einem vermehrten Auftreten von Kindern mit Fehlbildungen, vor allem der »spina bifida«, im Volksmund: »offener Rücken«, vermutet wurde. Seit der Empfehlung, Folsäure zusätzlich über Tabletten einzunehmen, ist in Deutschland allerdings kein Rückgang dieser Fehlbildung zu erkennen. Bezogen auf die Embryologie ist die Entwicklungsphase, in der sich der Rücken des Kindes schließt, diese Fehlbildung also entstehen kann, die 4. bis 5. Schwangerschaftswoche, damit also ein Zeitraum, in dem meist die Schwangerschaft noch gar nicht bewusst ist.

Folsäure ist ein Vitamin der Vitamin-B-Gruppe. Der Tagesbedarf einer Schwangeren liegt bei 100 bis 200 μm.

Nahrungsmittel, die viel Folsäure enthalten, sind

Weizenkeime 200 g: **56 μm** *Folsäure*
Blumenkohl 200 g: **110 μm** *Folsäure*
Spinat 200 g: **156 μm** *Folsäure*
Rosenkohl 200 g: **156 μm** *Folsäure*
Rote Bete 200 g: **186 μm** *Folsäure*
Fenchel 200 g: **200 μm** *Folsäure*

Da Folsäure auch in Obst und anderen Gemüsesorten enthalten ist, kann also davon ausgegangen werden, dass bei einer allgemein guten Ernährung mit Obst und Gemüse auf dem Speiseplan auch der Folsäurebedarf ausreichend gedeckt wird. Ähnliches gilt für Jod.

Jod

Jod wird in Wachstumsphasen, also bei schwangeren und stillenden Frauen, vermehrt gebraucht und kommt daher in das Zusatzangebot als Nahrungsergänzung für Schwangere und Stillende. Es macht aber nur Sinn, diese Vitamine und Mineralien zusätzlich einzunehmen, wenn sie tatsächlich fehlen. Mehr ist nicht doppelt gut, sondern kann ebenfalls seine negativen Einflüsse auf den Gesamtorganismus ausüben. Nähere Informationen zu den üblichen Prophylaxen und ihre Hintergründe finden Sie in »Kritik der Arzneiroutine« von Dr. F. P. Graf.

Mundhygiene

Früher hieß es: »Jede Schwangerschaft kostet die Mutter einen Zahn.« Das ist glücklicherweise überspitzt formuliert. Doch tatsächlich sind die Zähne und das Zahnfleisch in der Schwangerschaft durch die Hormone (Progesteron) deutlich mehr gefährdet. Die Gefäße der Mundschleimhaut und des Zahnfleisches erweitern sich und damit können Bakterien leichter eindringen und eine Entzündung hervorrufen.

Um das weichere Zahnfleisch gut zu pflegen, sollte eine weiche Zahnbürste benutzt werden und die Zähne sollten häufiger geputzt werden. Die Zahnärzte empfehlen eine Untersuchung und individuelle Beratung in der Frühschwangerschaft und eine zweite gegen Ende der Schwangerschaft.

Schlaf

Schlafen Sie, so viel Sie können. Der Schlaf ist eine natürliche und gesunde Kraftquelle. Der Körper und die Seele der Frau haben viel zu leisten, so ist es der direkteste Weg zur Gesunderhaltung, ausreichend zu schlafen. Und ausreichend bedeutet, so viel zu schlafen, wie der Körper verlangt, unabhängig von der Anzahl der Stunden.

Stress

Halten Sie sich fern von Streit, Stress und den Hässlichkeiten des Lebens. In alten Schriften ist zu lesen, dass Schwangere sich zum Beispiel vom Anblick von Kröten oder anderen hässlichen Wesen fernhalten sollen, um Fehlbildungen bei dem Kind zu vermeiden. Es zeigt sich darin, dass auch schon damals anerkannt wurde, dass schwangere Frauen sensibler sind und eines Schutzraumes bedürfen, um sich und damit auch ihr heranwachsendes Kind zu schützen.

Oft mögen die Frauen nicht einmal mehr die Tagesschau sehen, weil es sie zu sehr emotional mitnimmt. Horrorfilme, Psychothriller, laute grölende Menschenmassen, zum Beispiel bei Konzerten oder Festivals, sind in dieser Zeit nicht angesagt. Es ist jetzt anders, unter Umständen anders. Stress und Druck bei der Arbeit, mit den Kollegen oder Familienstreitereien, all das tut Ihnen jetzt, schwanger, in besonderem Maße nicht gut, es raubt Ihnen die Kraft, die Sie zum »Brüten« brauchen. Sie werden harmoniesüchtig, weil Ihr Kind in Ihnen es ist. Denken Sie an die Einrichtung Ihres Kinderzimmers. Wie werden Sie den Raum gestalten, in dem sich Ihr Kind nach der Geburt wohlfühlen soll? In der Schwangerschaft stellen Ihr Körper und Ihre Emotionen das »Kinderzimmer« dar. So wie wir also niemals Plakate von Horrorfilmen an die Wände des Kinderzimmers hängen würden, umgibt sich die schwangere Frau idealerweise nicht mit Leid, Streit oder Gewalt.

Schwer heben

Schwangere Frauen sollen nicht schwer heben, denn ihre gesamte Muskulatur und ihr Bindegewebe werden durch die Schwangerschaftshormone weicher. Der Bauch hat eine beeindruckende Verwandlung vor sich. Er wird sich wölben, die Muskeln und die Haut werden sich dehnen. Darauf bereitet sich der Gesamtorganismus vor, indem er weicher, wandlungsfähiger wird. Die Beckenbodenmuskulatur, die beansprucht wird beim Heben, ist nicht mehr in erster Linie ausgerichtet auf das Halten von Gewicht, sondern auf das Dehnen und Weicherden. Daher ist die gleiche Kraft, die auf die weichere Muskulatur wirkt, stärker und überdehnt damit die Muskulatur schneller. Überdehnte Muskulatur leidet. Daher sollten Sie nur so schwer tragen, wie Sie es können. Sie werden merken, dass Sie nun schneller als »unschwanger« beim Tragen einen unangenehmen Druck am Beckenboden spüren. Immer dann, wenn Sie ihn spüren, wissen Sie, das ist zu viel für mich im Moment. Vielleicht können Sie die Wasserkiste stehen lassen für Ihren Mann, der sie Ihnen sicher gerne trägt. Oder Sie gehen zweimal mit der kleineren Einkaufstasche, anstatt wie früher alles auf einmal zu stemmen. Oder Sie setzen sich mit Ihrem zweijährigen Kind, das die Treppe getragen werden will, auf die Treppe und warten, bis es mit Ihnen gemeinsam Stufe für Stufe auf seinen eigenen Beinen hochgeht.

Die Beckenbodenmuskulatur soll nicht nur geschont, sondern sie sollte gefühlt und wahrgenommen werden. Und damit bewahrt werden vor Überbelastung und unterstützt werden in ihrer funktionellen Kraft: sich dehnen zu können, wenn nötig, und sich anspannen zu können, wenn nötig.

Leistungssport

Sport und Bewegung sind gesund, auch in der Schwangerschaft. Nur der Fokus sollte sich verändern. Haben Sie Leistungssport gemacht, so sollten Sie jetzt den gleichen Sport zum Vergnügen weitermachen. Keinesfalls sollten Sie, wenn Sie bis jetzt viel Sport gemacht haben, damit

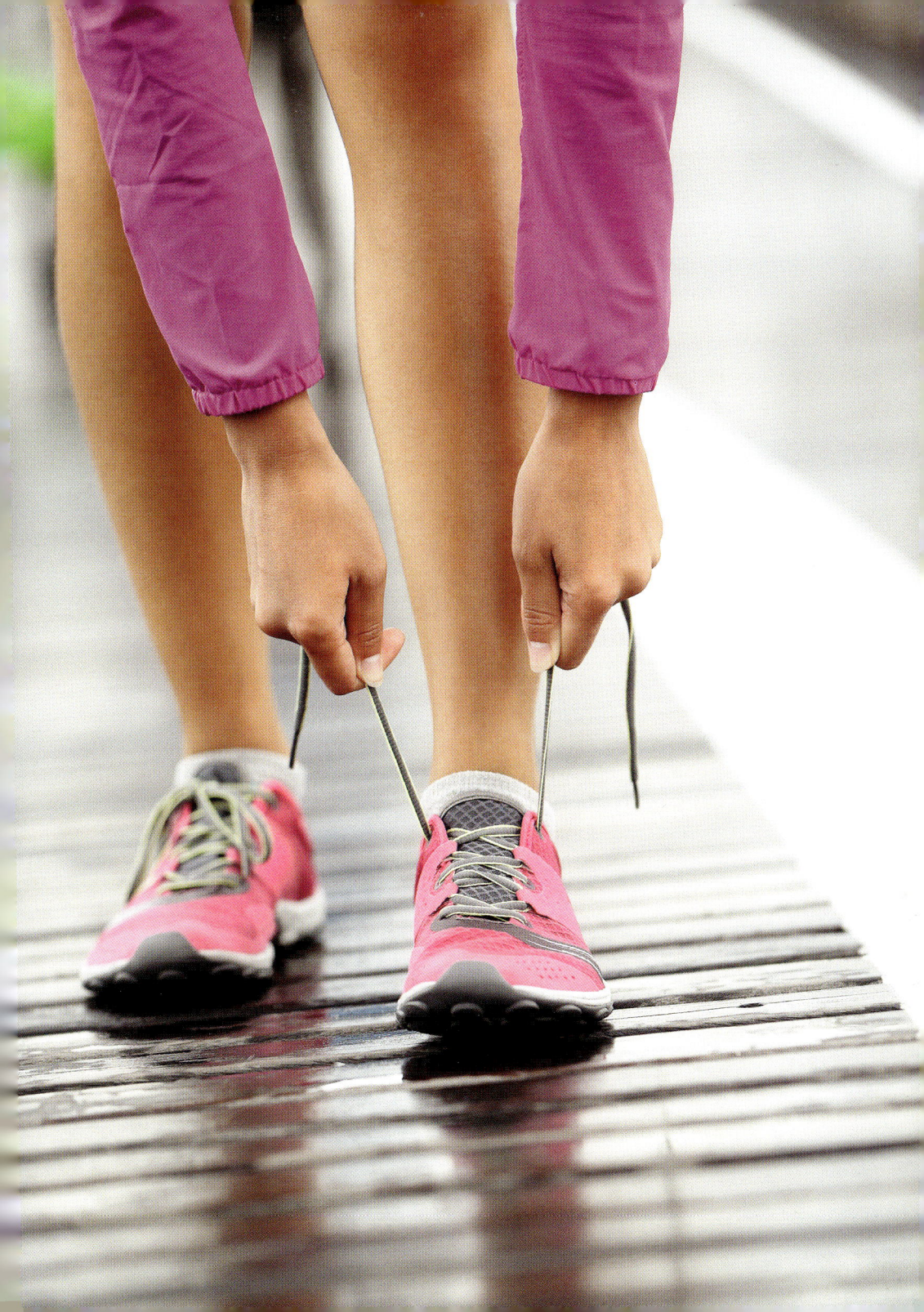

aufhören. Schauen Sie ab jetzt nur nicht mehr auf Ihren Trainingserfolg, sondern auf Ihren Körper. Tun Sie genau so viel, wie es Ihrem Körper guttut. Sie werden das richtige Maß finden.

Bei den Sportarten, bei denen Ihr Beckenboden sehr dynamisch angesprochen wird, wie Joggen, Springen, Reiten, gilt die Regel, die ich zum Thema »Nicht schwer heben« ausgeführt habe. Sportarten, bei denen Sie Ihre geraden Bauchmuskeln beanspruchen, wie einzelne Übungen beim Yoga, Pilates, Fitness, sollten Sie reduzieren, denn Ihre Bauchmuskulatur wird am stärksten zur Dehnung aufgefordert. Sie sollte also weder verkümmern noch aufgebaut werden, sie sollte funktionstüchtig und anpassungsfähig gehalten werden.

Wenn Sie Yoga oder Pilates machen, suchen Sie sich am besten einen Yoga- oder Pilates-Kurs für Schwangere. Es ist weitaus günstiger, sich in Kursen für Schwangere in den Veränderungen seines Körpers neu wahrzunehmen, als in einem »normalen« Kurs das »alte Leben« weiterzuführen und nur ein paar Dinge wegzulassen. Nutzen Sie die Zeit, Ihren Körper kennenzulernen. Jetzt, wie sonst nie, spricht er die deutlichste Sprache.

Ihr Körper und Ihre Seele sollten sich ab nun an dem orientieren, was Ihnen guttut und an der Intensivierung Ihrer Körperwahrnehmung.

Sex

Sex ist grundsätzlich die ganze Schwangerschaft über erlaubt und ungefährlich. Der Körper der Frau, ihre erotischen Zonen, ihr Lustempfinden können sich verändern. Hier ist also auch wieder die Bereitschaft zu Veränderungen gefragt. Oft wirken diese Veränderungen so negativ, weil das oder das nicht mehr ist wie früher. Genauso realistisch ist aber der Blick auf das Jetzt: Dafür gibt es jetzt neue, andere Dinge an sich selbst und in dem Miteinander, die noch entdeckt und kennengelernt werden wollen.

Im männlichen Sperma sind Prostaglandine enthalten. Diese Prostaglandine gehören zu den wehenanregenden Hormonen. Sollten Sie also Frühgeburtsbestrebungen haben, dann ist vom Geschlechtsverkehr abzuraten.

Sanft und liebevoll und mit Kondom trägt die körperliche Liebe aber sicher zur Entspannung des Beckens bei, und die brauchen wir, auch bei vorzeitigen Wehen. Zum Ende der Schwangerschaft, spätestens ab vier Wochen vor der Geburt, unterstützen die Prostaglandine eine gute Vorbereitung des Muttermundes auf die Geburt. Oft haben die Männer Scheu, ihre Frauen zu lieben, je größer der Bauch wird, umso mehr. Sie fürchten, ihrer Frau oder ihrem Kind wehzutun oder zu schaden. Diese Sorge ist allgemein unbegründet. Wichtig ist, gut miteinander im Kontakt zu sein und diese besondere Zeit zu nutzen, um mal was anderes auszuprobieren: andere Positionen, andere Dynamik, andere Gefühle und Erwartungen dabei. Sie sind ja nun auch zu dritt, wenn Sie sich lieben.

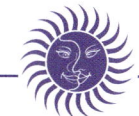

Unterstützende Maßnahmen

🎵 **Körperentspannung (Audio-CD)**
Um in die Ruhe zu kommen, gedanklich und körperlich (siehe Kapitel 2)

🎵 **Visualisierung zum sicheren Ort (Audio-CD)**
Zur Stärkung der inneren Ruhe und Gelassenheit

Schwangerschafts-Teemischung
Folgende Kräuter unterstützen einen Großteil der schwangerschaftsbedingten Veränderungen im Körper der Frau: gemischt als Tee oder auch in ein Kräuterkissen gefüllt, das nachts mit unter die Bettdecke genommen wird, um die Nacht über den Organismus mit der Heilkraft der Pflanzen sanft zu pflegen.
→ Zitronenmelisse
→ Tausendgüldenkraut (Centaurium erythraea; es gilt als Initiationspflanze

und birgt in sich die Kraft der Tigerin, die ihre Jungen verteidigt.)
→ Hopfen
→ Schlüsselblume

Gegen Übelkeit hilft
→ Ein kleines Frühstück: evtl. nur eine Tasse Tee und einen Zwieback, noch im Bett, vor dem Aufstehen
→ Viele kleine eiweißreiche Mahlzeiten, zum Beispiel mit Mandeln, Sonnenblumenkernen, Brot, Vollkornreis
→ Starke Gewürze und Fett meiden
→ Viel Wasser trinken
→ Ausreichend schlafen
→ Spaziergänge an der frischen Luft, um den Stoffwechsel anzuregen
→ Wermut-Tee, wegen seiner Bitterstoffe. Man lässt den Tee nicht ziehen. Es wird nur kochendes Wasser über den Tee gegossen und schon ist er trinkfertig.
→ Pfefferminze, Hopfen, Schafgarbe, Thymian
→ Bitterstoffe in Nahrungsmitteln, zum Beispiel Grapefruit, Ginger Ale, Ingwer (Ingwer erhöht allerdings auch die Spannung in der Gebärmutter, gehört somit zu den wehenanregenden Gewürzen. Ich habe allerdings noch keine vorzeitigen Wehen beobachten können bei der Anwendung von Ingwer-Wasser gegen Übelkeit. Sollten Sie aber Blutungen haben, rate ich von Ingwer ab.)
→ Schwedenkräuter
→ Gentiana Magen Globuli von Wala

→ Ipecacuanha C30: konstante Übelkeit, keine Besserung durch Erbrechen, Verschlechterung durch Herunterbeugen, Leeregefühl im Magen, vermehrter Speichelfluss, fehlender Zungenbelag

→ Nux vomica C30: Verschlechterung nach dem Essen, Besserung nach kurzem Schlaf, Verdauungsstörungen (Durchfall oder Verstopfung), druckempfindlicher Bauch, geräuschempfindlich, fühlt sich gehetzt, gestresst, reizbar, Verlangen nach Kaffee und Nikotin

→ Sepia C30: Besserung nach dem Essen, Leeregefühl im Magen, Besserung durch Wärme, geruchsempfindlich, friert leicht, Erbrechen oder Übelkeit beim Anblick oder Geruch von Speisen, Erbrechen oder Übelkeit beim Gedanken an Speisen

→ Akupunktur

→ Osteopathie/Cranio-Sacral-Therapie

Gegen niedrigen Blutdruck hilft

→ Viel trinken, Kräutertee oder Wasser

→ Bewegung, draußen

→ Kalt-heiß-Wechselduschen

→ Rosmarin: als Aromaöl, auf einer Duftlampe oder immer wieder mal die Nase drunterhalten

→ Akupunktur

Bei Blutungen, drohender Fehlgeburt

→ Bryophyllum Trituration 50 % von Weleda, mehrmals täglich eine Messerspitze

→ Heilkräuter: Hopfen, Lavendel, schwarze Johannisbeerblätter

→ Schüsslersalz: Magnesium phosphoricum D6, 3 bis 5 mal täglich 3 Tabletten

→ Cranio-Sacral-Therapie

→ Akupunktur

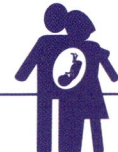

Der werdende Vater

Der positive Schwangerschaftstest ist zunächst oft eine gute Nachricht für die Männer. Große Freude, ein Gefühl der Überwältigung, Ehrfurcht, das Gefühl, »auserwählt worden zu sein, für dieses Kind Vater zu werden«, Verantwortung, aber auch Unsicherheit, ob man den neuen Anforderungen gewachsen sein wird, sind häufig die Gefühle der Männer, die erfahren, dass sie Vater werden.

Viele Männer sind stolz darauf, ein Kind gezeugt zu haben. Und doch entsteht oft gleichzeitig ein Impuls, dem Druck der Schwangerschaft zu entkommen. In der Freude darüber, für Mutter und Kind zu sorgen, tauchen Beschützergefühle auf. Das sind Eigenschaften, die als weiblich angesehen werden. So kann ein Konflikt entstehen mit dem eigenen Selbstverständnis vom Mann-Sein.

Die Unterschiede zwischen Mann und

Frau werden in der Schwangerschaft oft deutlicher als je zuvor. Erinnern wir uns an den Vorgang der Befruchtung. Das Kind entsteht gerade durch die Verschmelzung zweier Gegensätze. Dem männlichen Akt der Zeugung (altgermanisch: fertigen, tun) und dem weiblichen Vorgang der Empfängnis (griechisch: aufnehmen). Und in diesem Feld der Gegensätze entwickelt sich das Menschsein.

Ob Sie also wollen oder nicht, Sie werden konfrontiert mit einer Zeit der Aufgabenverteilung. Nur die Frau ist schwanger, trägt das gemeinsame Kind im Bauch, atmet für es, lässt es Anteil nehmen an ihren Gefühlen, nährt das gemeinsame Kind. Das kann der Mann ihr nicht abnehmen. Aber indem er seine Frau versorgt, gibt er ihr die Kraft, das gemeinsame Kind zu versorgen. Und gerade jetzt braucht sie ihn mehr als zuvor in ihrem Rücken. Kocht er ihr eine gute Mahlzeit, so isst sein Kind mit. Macht er ihr eine Freude, so freut sich sein Kind mit.

Ich möchte das in einem Bild verdeutlichen:

Schwanger sein bedeutet: einen Gast einladen. Das Gästezimmer im Haus ist die Gebärmutter im Körper der werdenden Mutter. Die Frau bereitet das Gästezimmer vor, putzt es, reinigt es also von altem Staub, alten Erinnerungen und Erfahrungen, geht hinein, lässt frische Luft hinein und belebt es mit Fürsorge und guten Wünschen.

Der Mann wird sich um das Füllen der Vorratskammer kümmern und schauen, dass genügend Brennholz im Keller gelagert ist. Er schafft also die äußeren Voraussetzungen dafür, dass seine Frau sich »im Kleinen« um den Gast kümmern kann. Ist das Haus gemütlich und warm, zieht diese Wärme auch ein in das Gästezimmer.

Ist der Gast angekommen, wird er in sein Zimmer geführt und die Frau bietet ihm jegliche Form der Versorgung an. Sie ist mit ihrer Aufmerksamkeit liebevoll um das Zimmer herum, bereit, ihre Arbeit sofort zu unterbrechen, falls der Gast etwas braucht oder wünscht. Doch sonst geht sie ihrer Arbeit nach. Ja, sie geht nicht mehr lange aus dem Haus, aber sie sitzt auch nicht mit im Gästezimmer.

Die Frau ist also im übertragenen Sinne enger verwoben mit ihrem Körper, ist mit ihrer Liebe, mit ihrer Aufmerksamkeit in ihrem Körper, der Wohnung ihres Gastes. Sie umsorgt direkt ihr Kind mit Nahrung, Wärme und Liebe.

Der Vater umsorgt seine Frau mit Nahrung, Wärme und Liebe und damit indirekt sein Kind. Die Familie und die Freunde unterstützen wiederum den Vater bei seiner Aufgabe.

Konkret:

Unterstützen Sie Ihre Partnerin, den Bedürfnissen, die Ihr Körper ausdrückt, nachzugehen. Zeigen Sie ihre Freude und Zuversicht. Glauben Sie an Ihre Frau. Wenn sie abends schon um neun Uhr müde ist, dann bringen Sie sie liebevoll zu Bett oder legen sich einfach mit zu ihr. Versuchen Sie, die Veränderungen, die Ihre Partnerin zeigt, mit Interesse kennenzulernen. Wenn sie plötzlich einen Sauberkeitsfimmel hat, lassen Sie sich von ihr mitnehmen. Sie tun es ihr zuliebe und Ihrem Kind zuliebe.

Wenn sie unter Übelkeit leidet, bringen Sie ihr morgens ein kleines Frühstück ans Bett, mit einem Kuss dazu.

Vermitteln Sie ihr das Gefühl, dass sie so sein darf, wie sie jetzt ist, und dass Sie darauf vertrauen, dass ihr Körper genau richtig arbeitet. Dass es gut so ist, wie es ist.

Obwohl es vorher anders war, obwohl sie sich das anders vorgestellt hat, obwohl es bei der Freundin anders war.

Das bedeutet in gleichem Maße, dass auch Sie sich darüber bewusst sind, dass Sie selbst so sein dürfen, wie Sie sind. Für Männer ist es oft auch nicht so leicht, ihren Platz als werdender Vater zu finden und einzunehmen. Da kommen viele Anforderungen unbestimmter Art auf ihn zu. Die Aufmerksamkeit liegt bei der Frau und man selbst muss die Veränderungen, vor allem die Stimmungsschwankungen der Frau, kennenlernen und einen eigenen Weg finden, gut damit umzugehen. Die gute Nachricht ist, dass diese Schwankungen hervorgerufen werden durch die Schwangerschaftshormone, und damit ist diese Phase zeitlich absehbar. Dennoch hilft hier nicht unbedingt der gute, alte Spruch: »Augen zu und durch.« Es ist ein

großes Anliegen in Frau und Mann, gerade in der Schwangerschaft den Kontakt, die Nähe und die Liebe zu erhalten, aus der das Kind entstanden ist. Weil mit der Schwangerschaft eine große Veränderung in das Leben des Paares eingetreten ist, geht es auf keinen Fall so weiter, wie es bisher war. Das ist das Einzige, auf das Verlass ist. Sie dürfen und müssen sich selbst und Ihre Partnerin neu kennenlernen. Geben Sie Ihre Energie in den Moment, der gerade ist, in das Neue. Und finden Sie miteinander kreativ und offen eine neue und wieder eine neue Form Ihrer Partnerschaft.

Suchen Sie also den Kontakt miteinander. Durch Gespräche über Ihre Gefühle, Gedanken, Ihre Ängste und Freude. Hören Sie nicht nur zu, teilen Sie sich auch mit. Und suchen Sie den Kontakt körperlich miteinander. Der Körper Ihrer Frau verändert sich für eine kurze Zeit. Lernen Sie ihn gemeinsam kennen. Es wird Ihnen nicht alles gefallen. Und es ist so sehr unterschiedlich. Manche Männer mögen die zunehmenden Rundungen, das weichere Gewebe ihrer Frauen, manche mögen es nicht. Manche Männer finden ihre Frauen schwanger noch erotischer als zuvor, bei anderen versiegt die sexuelle Anziehung. Bei den Frauen ist es ähnlich unterschiedlich. Die einen haben mehr Lust auf Sex, die anderen weniger. Wie auch immer sich die Veränderungen zeigen werden, es kann dabei schnell eine große Angst entstehen. Mann und Frau haben sich so, wie sie waren, ineinander verliebt und nun geht mit der Frau eine große Veränderung vor sich. Wird er sie auch so, wie sie sich verändert in ihrer Art und ihrer Gestalt, weiterhin lieben?

Diese Frage taucht sowohl bei den Frauen als auch bei den Männern auf. Und das ist es, was sie wieder verbindet.

Das Wichtigste ist, offen zu sich und dem anderen zu sein. Es verändert sich so viel und so schnell, es lohnt gar nicht, aus allen Dingen ein Drama zu machen und sich der Angst hinzugeben, die sagt: »So wird es ab jetzt immer sein«. Nein, jetzt ist es so und bald wird es schon wieder anders sein. Allein die Tatsache der Veränderlichkeit will akzeptiert sein, denn es wird nicht mehr so werden, wie es war. Bleiben Sie im ehrlichen Kontakt mit sich selbst und Ihrer Partnerin. Bleiben Sie in der Gegenwart. Dort spielt das Leben mit neuen Facetten für Sie. Lassen Sie den Blick zurück los und schauen Sie sich nur den Moment an.

Vorsorge-Untersuchungen

Die Vorsorge-Untersuchungen sind empfohlene und von den Krankenkassen bezahlte regelmäßige Untersuchungen im Verlauf der Schwangerschaft. Sie werden im Mutterpass eingetragen, den jede Frau zu Beginn ihrer Schwangerschaft von ihrem Frauenarzt oder ihrer Hebamme ausgehändigt bekommt. Die Schwangere sollte ihren Mutterpass immer bei sich tragen, sodass auch in einem Notfall die behandelnden Ärzte einen Überblick bekommen über die Schwangerschaftswoche, die Blutgruppe, weitere Laborwerte und ihre Anamnese (Krankengeschichte). Beim ersten Termin wird die Schwangerschaft bestätigt oder festgestellt.

Die Abstände der Vorsorge-Untersuchungen sind empfohlen im Vier-Wo-

Die Errechnung des Geburtstermins

Anhand des ersten Tages der letzten Menstruation lässt sich der Geburtstermin mithilfe der »Naegelschen Regel« berechnen:

Das Datum vom 1. Tag der letzten Regel + 7 Tage - 3 Monate + 1 Jahr = Geburtstermin. Diese Berechnung stimmt nur dann, wenn die Frau vorher einen regelmäßigen 28-Tage-Zyklus hatte. In einem 28-Tage-Zyklus ist am 14. Tag der Eisprung, im Falle einer Schwangerschaft also dann die Befruchtung. Ist der Zyklus der Frau aber immer länger gewesen, zum Beispiel 32 Tage, so verschiebt sich auch der Geburtstermin um 4 Tage nach hinten. Am zuverlässigsten ist die Berechnung ab dem Konzeptionstermin (der Tag der Zeugung), falls dieser bekannt ist: Das Datum vom Konzeptionstermin – 7 Tage - 3 Monate + 1 Jahr = Geburtstermin.

chen-Rhythmus. Ab der 30. SSW sollten sie alle zwei Wochen, ab dem Geburtstermin alle zwei Tage durchgeführt werden. Irreführenderweise wird also ein genaues Datum als Geburtstermin festgelegt. Die Statistik zeigt aber, dass nur ca. 5 % aller Babys an ihrem errechneten Termin zur Welt kommen. Zutreffender ist es, von einem Geburtszeitraum zu sprechen, der drei Wochen vor dem Termin beginnt und sich bis 10 oder auch 14 Tage nach dem Termin erstreckt.

Wir sind es nicht gewohnt, in Zeiträumen zu denken oder zu planen, schon gar nicht dann, wenn es sich um etwas so Besonderes wie die Geburt eines Kindes handelt. Darum ist es empfehlenswert, sich schon zu Beginn der Schwangerschaft daran zu gewöhnen, nicht das Datum zu benennen, das im Mutterpass eingetragen ist, zum Beispiel den 15.11., sondern auf die Frage » Wann ist es denn so weit?« mit » im November« zu antworten.

Ausgehend vom ersten Tag der letzten Regel kann auch die Schwangerschaftswoche errechnet werden. Um nachlesen zu können, was gerade im Körper von Mutter und Kind geschieht, sind die Schwangerschaftswochen eine übliche Angabe, um den Entwicklungsstand des Ungeborenen zu bezeichnen. Die normale Schwangerschaftsdauer zählt 40 Wochen oder 10 Mondmonate oder 278 Tage.

Weil vom ersten Tag der letzten Regel aus gerechnet wird, beginnt für die Frau, wenn sie das Ausbleiben ihrer erwarteten Regel bemerkt, die 5. Schwangerschaftswoche. Es sind also vier volle Wochen und 0 bis 7 Tage vergangen. Die ersten zwei »Schwangerschaftswochen« bezeichnen die erste Zyklushälfte, die vor dem Beginn der Schwangerschaft lag.

Laboruntersuchungen

Zu Beginn der Schwangerschaft werden einige Blutuntersuchungen gemacht, die in den Mutterpass eingetragen werden. Zunächst wird die Blutgruppe der Mutter ermittelt. Für die Schwangerschaft ist der sogenannte Rhesus-Faktor besonders wichtig. Frauen mit einer Rhesus-positiven Blutgruppe müssen nichts Besonderes beachten. Frauen mit einer Rhesus-negativen Blutgruppe dagegen schon. Wenn das Kind eine Rhesus-positive Blutgruppe hat, wird der mütterliche Organismus bei einem Blutkontakt Antikörper bilden gegen das kindliche Blut. Wenn die Blutgruppe des Vaters bekannt ist und dieser eine Rhesus-negative Blutgruppe hat, droht auch keine Gefahr, denn dann ist sicher, dass das gemeinsame Kind ebenfalls Rhesus-negativ ist. Ist er aber Rh-positiv, so kommen beide Möglichkeiten in Betracht, die Rh-negative als auch die Rh-positive Blutgruppe des Kindes. Und dann müssen in der Zeit der Schwangerschaft zur Sicherheit die Maßnahmen beachtet werden, die im Falle einer Rh-positiven kindlichen Blutgruppe angemessen sind.

Würde der mütterliche Körper Antikörper bilden gegen das kindliche Blut, käme es zu einem Abbau der Blutkörperchen beim Kind. Nun ist aber der mütterliche Blutkreislauf vom kindlichen Blutkreislauf ganz klar getrennt. Die Plazenta, gefüllt mit kindlichem Blut, ist durch eine Membran, die nur Sauerstoff und Nährstoffe und leider auch bestimmte Krankheitserreger durchlässt, von der mit mütterlichem Blut versorgten Gebärmutter getrennt. Nur bei der Geburt, auch Fehlgeburt, durch Eingriffe wie eine Amniozentese oder bei einem Unfall, wo der schwangere Bauch betroffen ist und es zu kleinen Blutungen an der Plazentahaftungsstelle kommen könnte, ist die Möglichkeit gegeben, dass kindliches Blut in den mütterlichen Blutkreislauf hineingerät. Und nur dann beginnt der mütterliche Organismus, Antikörper zu bilden. Aus diesem Grund wird immer nach den erwähnten Ereignissen ein Medikament gespritzt, das diese Antikörper abfängt und unwirksam machen kann. Das muss innerhalb der nächsten 72 Stunden nach einem möglichen Blutkontakt geschehen, denn sonst bleibt dem mütterlichen Organismus zu viel Zeit, sogenannte Gedächtniszellen zu entwickeln, die dann schon bei einem minimalen Kontakt mit einer groß angelegten Abwehr reagieren würden. Untersuchungen haben gezeigt, dass in sehr wenigen Fällen um die 24. SSW herum manchmal auch ohne erkennbare Ursache minimale

Blutkontakte entstehen können. Darum wird vorsorglich bei allen Frauen mit Rhesus-negativer Blutgruppe die sogenannte Anti-D-Prophylaxe in diesem Zeitraum gespritzt. Wenn Sie also zu den Frauen mit Rhesus-negativer Blutgruppe gehören, sollten Sie wissen, dass Sie sich um diese Anti-D-Prophylaxe kümmern müssen, entweder wenn Sie Blutungen haben oder gestürzt sind, und in der 24. SSW. Nach der Geburt ist es von allergrößter Wichtigkeit, weil dort die Gefahr eines Blutkontaktes am größten ist. Doch dann kann gewartet werden, bis man aus dem Nabelschnurblut Ihres Kindes die Blutgruppe im Labor ermittelt hat. Hat Ihr Kind nämlich auch eine Rh-negative Blutgruppe, so droht keine Gefahr und ist die Anti-D-Prophylaxe nicht notwendig. Hat das Kind eine Rh-positive Blutgruppe, so wird die Anti-D-Prophylaxe gegeben, um die mögliche Antikörper-Bildung, die das Kind in einer folgenden Schwangerschaft bedrohen würde, abzufangen.

Die weiteren Laboruntersuchungen dienen dazu, mögliche Infektionen, die dem Kind schaden könnten, zu erkennen. Am bekanntesten ist der Röteln-Titer. An diesem Wert lässt sich erkennen, ob die Mutter über ausreichenden Immunschutz gegen Röteln verfügt. Ist das nicht der Fall, sollte sie sich von jeglicher Ansteckungsgefahr fernhalten. Bei Erzieherinnen und Lehrerinnen zum Beispiel wird dann ein Arbeitsverbot erteilt. Zu den empfohlenen Laboruntersuchungen gehört noch der Nachweis auf eine mögliche Chlamydien- und Lues-Infektion. Beides sind Geschlechtskrankheiten, die in leichter Form symptomlos bei der Frau vorhanden sein können, unbehandelt aber einen schädigenden Einfluss auf das Kind nehmen können. Auf Toxoplasmose und Aids kann auf Wunsch der Frau auch untersucht werden. Toxoplasmose ist ein Erreger aus dem Tierreich. Über den Verzehr von rohem Fleisch oder den Kontakt zu Katzenkot kann eine Übertragung vom Tier auf den Menschen stattfinden. Meist bemerkt der Erwachsene nichts von dieser Infektion, in der Entwicklung des Embryos kann sie aber zu schweren Behinderungen führen. Im Fall einer unerkannten Aids-Erkrankung kann das Kind medikamentös recht sicher vor einer Infektion im Mutterleib geschützt werden.

In der ersten Ultraschalluntersuchung, empfohlen zwischen der 8. und 12. SSW, wird anhand der Größe des Kindes der Geburtstermin berechnet. Im Idealfall stimmt er mit dem wie eben beschrieben errechneten Geburtstermin überein. Außerdem kann per Ultraschall gesehen werden, wo sich das Kind eingenistet hat. Hat es sich zum Beispiel im Eileiter eingenistet bei einer sogenannten Eileiterschwangerschaft, kann es sich dort nicht weiterentwickeln, es ist nicht genügend Platz. Die Frauen spüren das, weil die Dehnung des Eileiters durch das stetige Wachstum des Embryos Schmerzen ver-

ursacht. In diesem Fall muss die Schwangerschaft operativ beendet werden.

Außerdem kann im Ultraschall schon zu diesem frühen Zeitpunkt gesehen werden, ob sich ein oder eventuell gleich zwei oder drei Kinder in der Gebärmutter befinden.

Anamnese

In der Anamnese, die erhoben und im Mutterpass eingetragen wird, sind besonders die Angaben von möglichen Allergien, eigenen schweren Erkrankungen und jene aus der Familie der Schwangeren von großer Wichtigkeit. Auch der Verlauf vorangegangener Schwangerschaften und Geburten sowie Fehlgeburten oder Abtreibungen wird hier nachgefragt. Bei einigen Risiken sind sofortige präventive Maßnahmen möglich. Zum Beispiel bei vorausgegangener Frühgeburt oder Gestose (Präeklampsie). Bei anderen, wie zum Beispiel nach vorausgegangenem Kaiserschnitt (wird als »Zustand nach Sectio« bezeichnet), bezieht sich das Risiko hauptsächlich auf die Geburt. Die folgende Geburt kann in den meisten Fällen nach Kaiserschnitt normal verlaufen, also auch außerklinisch geplant werden. Sie wird aber als Geburt mit erhöhtem Risiko behandelt, weil je nach Geburtsverlauf ein Wiederholungsrisiko besteht und weil die Narbe an der Gebärmutter einreißen könnte. Weil die Gründe und die Umstände des Kaiserschnittes sehr unterschiedlich sein können und sich diese Unterschiede auf das Risiko auswirken, ist auf jeden Fall ein Einzel-Beratungsgespräch angezeigt, um die Vorgehensweise für die bevorstehende Geburt in Abwägung Ihrer individuellen medizinischen Vorgeschichte und Ihrer Wünsche zu besprechen und zu organisieren.

Um das Wiederholungsrisiko einer Frühgeburt zu verringern, können Sie in den meisten Fällen präventiv einige Dinge beachten (siehe Kapitel 5: »Seelische Vorgänge der Frau«, »Unterstützende Maßnahmen bei Frühgeburtsbestrebungen«). Sprechen Sie auch Ihren Frauenarzt an, was er Ihnen raten kann, und nutzen Sie die Chance, mit einer Hebamme ein Beratungsgespräch zu führen. Bei Risikoschwangerschaften ist die gemeinsame Betreuung von Arzt und Hebamme besonders sinnvoll.

Um das Wiederholungsrisiko einer Gestose zu verringern, können Sie ebenfalls präventive Maßnahmen ergreifen (siehe Kapitel 5: »Seelische Vorgänge der Frau«, »Unterstützende Maßnahmen«). Über die AG »Gestose-Frauen« *(www.gestose-frauen.de)* erhalten Sie neben ausführlichen Informationen zu dieser Erkrankung eine klare Ernährungsempfehlung, die im Idealfall schon vor Eintritt der Schwangerschaft beachtet werden kann. Auch hier ist eine gemeinsame Betreuung von Arzt und Hebamme von Beginn der Schwangerschaft an empfehlenswert.

Ultraschall, das Für und Wider

Ultraschalluntersuchungen in der Schwangerschaft werden immer häufiger angewendet und die technischen Möglichkeiten nehmen rasant zu.

Der Ultraschall hat uns eine wertvolle Möglichkeit der Diagnostik geschenkt, auf die wir nicht mehr verzichten können. Ich möchte Ihnen einige Gedanken vorstellen, die den Einsatz des Ultraschalls kritisch beleuchten. Nur wenn Sie auch diese Gedanken kennen, sind Sie in der Lage, für sich selbst eine Entscheidung zu treffen, wie Sie damit umgehen möchten. Es geht in erster Linie nicht um die Entscheidung: Ultraschall ja oder nein. Sondern um die Frage: Wie viel, wie oft und mit welcher Konsequenz nutze ich die Ultraschalluntersuchungen. Man denkt sich: Ultraschall tut nicht weh, hat keinen Nachteil. Möglicherweise hat es doch Nachteile, die ich Ihnen jetzt aufzeigen werde. Es bleibt ganz bei Ihnen, die Vorteile, die er für sie haben kann, gegen die möglichen Nachteile abzuwägen.

Inzwischen gibt es 3-D-Ultraschallbilder von den Ungeborenen, vergrößert auf eine Leinwand. Die Aufnahmen werden als Kopien den Eltern mit nach Hause gegeben und so können schon Freunde, Oma und Opa das Kind beobachten, das ohne diese technische Raffinesse noch komplett im Verborgenen weilen würde. Auf einer Baby-Messe habe ich erlebt, dass live Ultraschallaufnahmen von

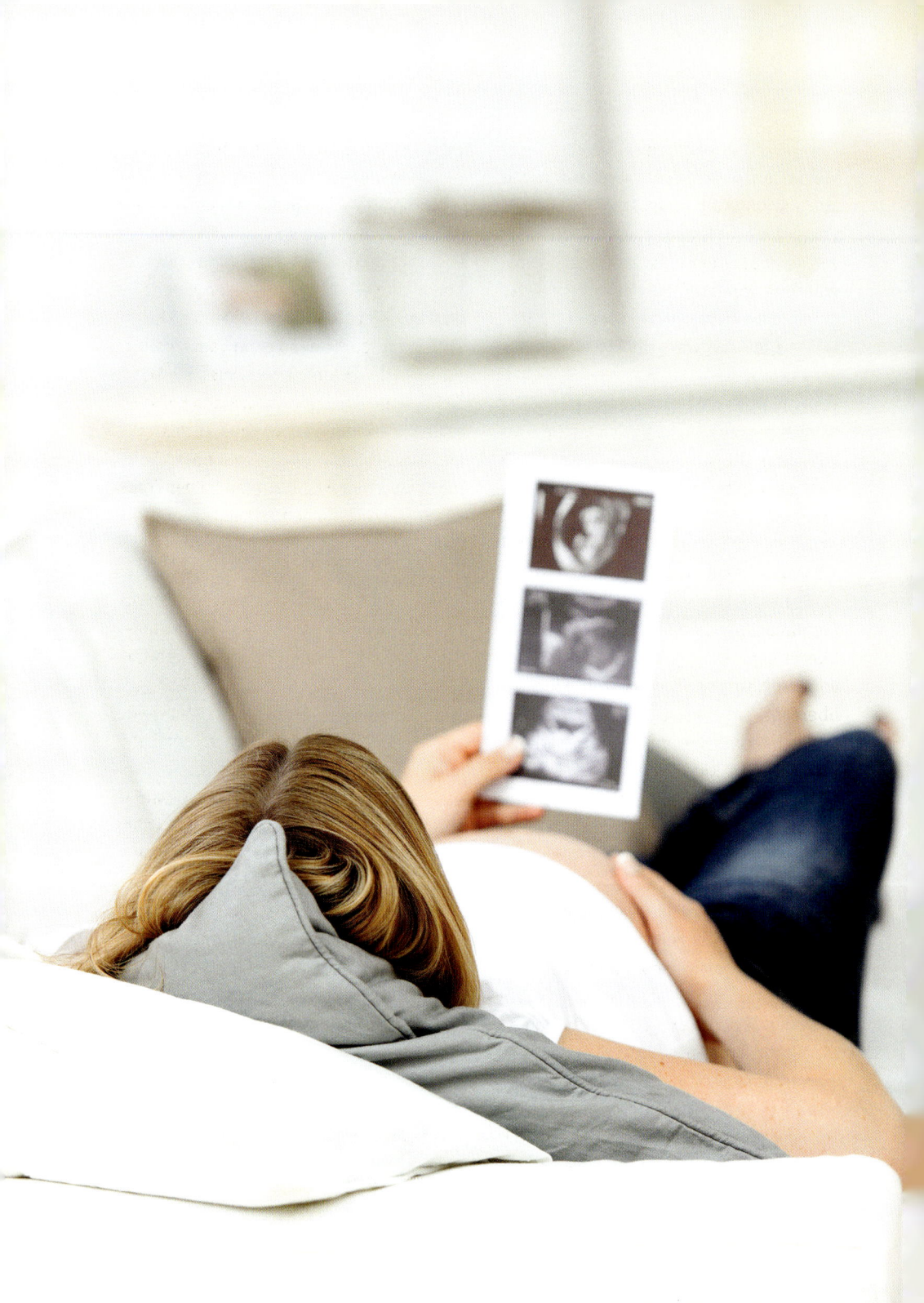

schwangeren Besucherinnen auf eine große Leinwand übertragen und damit der Öffentlichkeit preisgegeben wurden. Verletzt dieser Umgang nicht den Schutz von ungeborenem Leben? Wo bleibt die Wahrung von Intimität? Nur weil wir das Kind nicht um sein Einverständnis fragen können, dürfen wir sein Einverständnis voraussetzen?

Wenn wir uns am natürlichen Verlauf der Schwangerschaft orientieren, stellen wir fest, dass selbst die Mutter ihr Kind erst nach der Hälfte der Schwangerschaftszeit über die Bewegungen des Kindes, die dann für sie spürbar werden, als eigenständiges Wesen wahrnehmen kann. Oft dauert es noch einige Wochen, bis auch der Vater über seine Hand am Bauch der Mutter sein Kind spüren kann. Wird also von der Natur der Kontakt zum Kind nur über den Tastsinn, über die Berührung möglich, kann der künstliche, visuelle Kontakt zum Kind eine Verletzung des Schutzbereiches des Kindes darstellen. Zudem werden die beliebtesten Ultraschallaufnahmen zu einem Zeitpunkt gemacht, zu dem sich das Kind noch nicht einmal über seine Bewegungen nach außen erkennbar zeigt. Wir kennen alle Tierfilme und die Ausdauer und Vorsicht, die geboten ist, will man beim Ausbrüten oder Gebären von Tieren Aufnahmen machen. Wir wissen intuitiv, dass das ungeborene Leben Rückzug und Schutz verlangt. Und Geduld. Ein respektvolles Warten, bis der geheimnisvolle Vorgang des Werdens sich bei der Geburt hinausbegibt in unsere Welt, um sich zu zeigen. Es ist fast so, als würden wir im Theater sitzen und schon eine halbe Stunde vor Spielbeginn den Vorhang öffnen und den Schauspielern beim Schminken zusehen. Aus welchem guten Grund werden Ultraschalluntersuchungen denn gemacht?

Es ist für die Eltern oft eine Hilfe, das Mysterium des »Wir kriegen ein Kind« konkreter und realistischer werden zu lassen. Oft ist es für den Mann besonders hilfreich, da er im Gegensatz zu seiner Frau keine Veränderungen an seinem Körper spüren kann. Für ihn gibt es nur die wenigen Worte: »Du wirst Vater.«

Frauen, die vorher Fehlgeburten hatten, sind manchmal in den ersten drei Monaten ihrer folgenden Schwangerschaft so gebeutelt von ihren Ängsten, die Fehlgeburt könnte sich wiederholen, dass ein Ultraschallbild, welches sicher anzeigt, dass ihr Kind lebt, einfach guttut.

Dennoch, der Ultraschall kann nur einen Ist-Zustand beschreiben. Die Ängste kommen wieder. Der Ultraschall kann nur diagnostizieren. Das Kind behandeln, wenn nötig, kann man damit nicht. (Bis auf wenige Ausnahmen, in denen schon Operationen am Kind im Bauch der Mutter durchgeführt werden können.)

Der Ultraschall bietet einen enorm großen Bereich an Diagnostik, in dem wir oftmals mit Informationen konfrontiert werden, die uns nichts nützen, weil wir nichts ändern können. Solange das Kind im Bauch der Mutter ist, haben wir so gut wie keinen Einfluss auf seine körperliche Entwicklung. Nur über das Wohlergehen der Mutter können wir die Umgebung, in der das Kind gut heranwachsen kann, optimieren. Die Diagnostik gibt uns aber oft Wahrscheinlichkeitsprognosen wie zum Beispiel: Die Oberschenkel sind im Verhältnis zum Körper auffallend kurz. Das könnte ein Hinweis sein auf eine Erkrankung … es kann aber auch sein, dass es nur ein Kind mit kurzen Beinen ist. Das können wir vielleicht bei der Untersuchung in zwei Wochen genauer beantworten.

Und jetzt? Was machen Eltern mit dieser Aussage? Sie sind verunsichert, sie informieren sich über die Erkrankung, sie machen sich Sorgen, sie fallen aus ihrer Freude hinein in Sorge. Wenn dann das Kind mit der Erkrankung geboren wird, waren sie vorbereitet. Sie konnten aber nichts tun, um ihrem Kind zu helfen. Hat es nur kurze Beine, haben sie »umsonst« eine Zeit der Sorge durchlebt. Wenn diese Sorge den Kontakt zum Kind intensiviert, ist es ja gut. Aber was, wenn man plötzlich keine Zeit mehr hat, seinen schwangeren Bauch einzuölen und stolz durch die Welt zu tragen, weil man nur noch googelt, wie man vielleicht später mit dieser Erkrankung umgehen kann, welche Operationsmöglichkeiten es gibt, wie unterschiedlich schwer die Verläufe solcher Erkrankungen sein können usw. Eine Auseinandersetzung zu führen damit, dass

das Kind nicht unbedingt gesund und fehlerfrei ist, ist sicher gut, aber sollten wir uns nicht auch damit die Zeit lassen, die die Natur uns schenkt? Ist nicht die Schwangerschaft eine Zeit, in der wir uns einfach nur auf eine Überraschung, auf ein Kind, unser Kind, von dem wir eben nicht wissen, ob es gesund ist oder krank, hübsch oder hässlich, ein Sonnenschein oder ein Kummerkind, einstellen und versuchen, uns auf das zu freuen, was wir bekommen werden?

Medizinisch empfohlen sind drei Ultraschalluntersuchungen. In jedem Schwangerschaftsdrittel eine. In den einzelnen Kapiteln gehe ich auf den Sinn und Zweck dieser Untersuchungen ein. In den meisten Schwangerschaften, auch wenn sie komplikationslos verlaufen, werden aber mehr als diese drei empfohlenen Ultraschalluntersuchungen gemacht. Da sie medizinisch nicht notwendig sind, können und sollten Sie also selber entscheiden, wie Sie mit diesem Thema umgehen möchten.

Barbara Duden hat vor vielen Jahren ein Buch geschrieben: »Der Frauenleib als öffentlicher Ort«. Darin finden Sie noch weitere Aspekte und Denkanstöße zum Umgang mit Ultraschalluntersuchungen.

Pränataldiagnostik

Vor einigen Jahren waren an Plakatwänden unserer Straßen Schwarz-Weiß-Fotos eines Neugeborenen zu sehen, dessen Kopfumfang gerade gemessen wurde. Darunter war sinngemäß Folgendes zu lesen: »Wären Sie durch die Messungen der Pränataldiagnostik durchgekommen?«

Die Pränataldiagnostik ermöglicht uns eine Vorausahnung über den gesundheitlichen Zustand des Kindes, das noch im Bauch der Mutter wächst und in der Zukunft geboren werden wird. Erst dann ist eine zuverlässige Aussage und Diagnostik über die Gesundheit oder bei Krankheit über das Ausmaß der Krankheit oder der Behinderung des Kindes zu machen.

Konkret bedeutet das einen Gewinn dadurch, dass sich die Eltern seelisch und organisatorisch vorbereiten können auf eine Erkrankung oder Behinderung ihres Kindes, die noch nicht genau erfasst werden kann.

Und dass die Eltern die Möglichkeit haben, sich gegen das Leben des behinderten Kindes zu entscheiden.

Dieses Thema ist ethisch betrachtet schwierig zu fassen. Jede Situation ist umgeben von unterschiedlichen Faktoren. Die Frage über das Recht der Entscheidung für Leben oder für den Tod ist in Deutschland juristisch folgendermaßen beantwortet: Nach einer Pflichtberatung können sich Eltern bis zur 14. Schwangerschaftswoche (berechnet ab dem ersten Tag der letzten Menstruation) für einen Schwangerschaftsabbruch entscheiden. Wenn eine Behinderung des Kindes vor-

liegt, ist der Schwangerschaftsabbruch auch nach der 14. SSW aus medizinisch-sozialer Indikation möglich.

Die im ersten Kapitel aufgeführten Beratungsstellen bieten freiwillige Beratungsgespräche vor der Pränataldiagnostik an. So können die Eltern ohne Zeitdruck herausfinden, wie sie damit umgehen wollen, wenn ihr Baby krank oder behindert ist.

Die Pränataldiagnostik bietet heute mit den Ultraschallspezialisten eine nichtinvasive Möglichkeit der Diagnostik an. Trotzdem können nicht alle Behinderungen genetischen Ursprungs damit ausgemacht werden. Daher gibt es eine genauere, nämlich die Fruchtwasseruntersuchung, die Amniozentese. Dabei wird Fruchtwasser aus der Gebärmutter entnommen. In dem Fruchtwasser finden sich Hautzellen des Kindes, welche genetisch untersucht werden können. Leider besteht das Risiko, dass der Einstich der Nadel durch die Gebärmutter und die Fruchtblase eine Fehlgeburt auslösen kann. Dieses Risiko liegt zwischen 1 und 6 %.

Ich habe die Erfahrung gemacht, dass Eltern, selbst um sich auf die Geburt eines gesunden Kindes einzulassen und sich die Elternschaft zuzutrauen, oft mindestens die neun Monate der Schwangerschaft Zeit brauchen. Wenn man sich also schon halbwegs überfordert damit fühlt, verantwortlich zu sein für das Kind, das gerade im Entstehen ist, ist es nicht erstaunlich, dass viele Eltern bei der Information, ihr Kind werde behindert sein, erst recht unsicher werden, ob sie mit einer solchen Aufgabe umgehen können. Die Erfahrung der Eltern, die ich beobachtet habe, zeigt mir deutlich, dass wir Menschen nur mit den Aufgaben wachsen, die uns gestellt sind. Das heißt, es ist kaum von einem Mensch zu erwarten, dass er im Brustton der Überzeugung sagt: »Ja, natürlich, auch ein behindertes Kind, das jeden Tag intensiv gepflegt werden muss, werde ich lieben und versorgen mit aller Hingabe, die es braucht.« Jedes Elternteil wird erst mit dem Leben dieses Kindes erfahren, dass es das kann – oder nicht kann.

Sie müssen aber doch zunächst einmal die Chance haben, dieses Kind, das Sie lieben werden, kennenzulernen. Und das Kennenlernen geht nur mit den Sinnen. Wir müssen es sehen und berühren und riechen, damit unser Herz sich öffnen kann. Diagnosen und Internet-Informationen über medizinische Besonderheiten mit statistischen Daten füttern unseren Kopf. Die Liebe aber, die Eltern mit ihren Kindern verbindet und die Grundlage bildet für jede Form des menschlichen Seins, die wird nicht im Kopf erzeugt, sondern über die Sinne, und da muss man eben abwarten, bis das Kind geboren und zu sehen, zu begreifen, zu erfühlen, zu berühren, zu riechen und zu hören ist. Aus diesem Grund gibt es das Recht der Eltern auf »Nichtwissen«.

Sie sollten sich bei jeder Untersuchung fragen, was Ihnen das Ergebnis, wenn es negativ ausfällt, nützt. Natürlich gehen Sie davon aus, dass es positiv ausfällt und Sie so in Ihren unbestimmten Ängsten beruhigt werden.

Meine Mutter, die vier Kinder geboren hat, hat immer gesagt: »Wenn ich gewusst hätte, was es bedeutet, Kinder zu haben, ich hätte es nie gemacht.« Und doch will sie keines ihrer Kinder vermissen. So sind wir. So funktioniert unsere menschliche Seele.

Ich glaube nicht, dass die Überforderung darin besteht, mit kranken und behinderten Kindern zu leben. Ich glaube, die Überforderung besteht in der Möglichkeit der Entscheidung.

Unsere Gesellschaft sollte sich behinderter Kinder und ihrer Eltern mehr annehmen. Und wir sollten diese Form des »Anders-Mensch-Seins« besser kennenlernen, indem wir sie nicht so erfolgreich in Heime sperren.

Wir fürchten alles das, was wir nicht kennen, viel mehr als das, was wir kennen und im Alltag erleben. Ein Buch mit Bildern und Texten von Wolfgang Schmidt und Holger Wilms – »Die Mitte woanders – Leben und arbeiten mit außergewöhnlichen Menschen« – führt uns liebevoll ein in diese besondere Welt.

Ich möchte an dieser Stelle noch einmal ausdrücklich darauf hinweisen, dass wir in Deutschland das Glück haben, kostenlose und gute individuelle Beratungen zu dem Thema Pränataldiagnostik und Umgang mit Kindern mit Behinderungen erhalten zu können. Oft sind Beratungsstellen an die Pränatalzentren direkt angegliedert, im ersten Kapitel habe ich deutschlandweite Beratungsstellen aufgeführt.

Die Fehlgeburt

Man geht davon aus, dass ca. ein Drittel aller Schwangerschaften in einer Fehlgeburt enden. Diese Zahl ist vermutlich deutlich höher, als Sie vermutet hätten. Das mag zum einen daran liegen, dass darunter auch Schwangerschaften fallen, von denen die Mutter noch gar nichts wusste. Zum anderen liegt es daran, dass darüber nicht gesprochen wird. Die meisten Eltern warten bewusst die ersten zwölf Wochen ab, bis sie die frohe Botschaft der Schwangerschaft verkünden.

Hat sich die frohe Botschaft in eine traurige verwandelt, behalten das die meisten Eltern für sich. Das ist eigentlich schade, denn gerade dann kann das Teilen der Erfahrung mit anderen sehr hilfreich und unterstützend sein.

Es ist mit der Fehlgeburt so wie mit allem in der Schwangerschaft und der Geburt. Es ist sehr unterschiedlich, wie die Eltern damit umgehen. Manche Frauen, auch Männer, erleben eine Fehlgeburt wie den Tod eines Kindes. Man kann sich aus biologischer Sicht darüber streiten, ob der Embryo schon ein Kind ist oder nicht. Tatsache ist, dass es unterschiedlich gefühlt wird. Und die Eltern, die um ihr Kind trauern, finden oft wenig Verständnis, oder zumindest nur für eine kurze Zeit.

Genauso gut kann es sein, dass die Fehlgeburt als ein nicht geglückter Versuch, Eltern zu werden, aufgenommen wird. Nicht mehr und nicht weniger.

Oft erlebt es der Mann ganz anders als

Für Familien

Wie geht man mit den Geschwistern um bei einer Fehlgeburt? Vielleicht wissen sie noch gar nichts von der Schwangerschaft. Wie soll man dann die eigenen Tränen erklären? Viele betroffene Eltern wählen das Schweigen. Gegenüber den Kollegen, der größeren Familie und den Geschwistern. Sie haben Sorge, die Geschwister zu belasten mit einer so traurigen Nachricht. Doch die Erfahrung zeigt, dass Kinder meist unbefangener und damit direkt und echt emotional reagieren können.

die Frau, denn die Schwere des Verlustes hängt unmittelbar zusammen mit der Bindung, die schon oder noch nicht entstanden ist zu dem kleinen Wesen, dem Kind. Die Geschwister spüren genau, wenn Mama oder Papa traurig sind. Wenn sie nicht wissen, warum, verunsichert das die Kinder. Und erst recht verunsichert die Kinderseele eine sogenannte Doppelbotschaft: der Versuch, ganz normal und fröhlich zu sein, obwohl man innerlich nur weint.

Weiß das große Kind, dass ein Geschwister in die Familie kommen wollte, es aber schon jetzt, bevor es geboren wurde, gestorben ist, dann wird es auf beeindruckend natürliche Weise einen Weg finden, damit umzugehen. Denn alles, worüber geredet werden darf, ist niemals so schlimm wie das, was verschwiegen werden muss.

Auch ein nur so kurz gelebtes Leben eines werdenden Kindes, wie es bei einer Fehlgeburt der Fall ist, ist ein Bestandteil des Familiensystems. Wie viel Platz es einnimmt, ist völlig unterschiedlich. Aber es ist gewesen und darum gehört es dazu. Über die Wirksamkeit von Familiensystemen hat der Familientherapeut Bert Hellinger mit seinen »Familienaufstellungen« viel geforscht und veröffentlicht.

Mit einem medizinischen Blick betrachtet ist es ganz normal, dass nicht jede befruchtete Eizelle bis über die 12. SSW hinaus wächst und am Leben ist. Es gibt in der frühen Entwicklung so viele kleine biologische Wunder, die aufeinanderfolgen müssen, dass man nicht von einem Versagen sprechen kann, wenn es mal nicht klappt.

Damit ist eine Fehlgeburt, wie auch die Geburt eines ausgewachsenen Kindes, ein normaler, gesunder Vorgang. Das Kind wächst nicht mehr, weil die Versorgung über die Einnistung nicht ausreichend gelungen ist oder weil das Genmaterial fehlerhaft ist. Schwere Fehlentwicklungen in der frühen Entstehung des Embryos können zum Stopp des weiteren Wachstums führen. Es ist ein altes, evolutionäres Prinzip, das Prinzip der natürlichen Auslese, dass die starken und gesunden Kinder überleben, während die schwachen und kranken sterben.

Manchmal kann die Frau spüren, wenn das Kind in ihr nicht mehr lebt. Vielleicht werden ihre Brüste wieder kleiner oder sie fühlt sich einfach nicht mehr schwanger.

Oft spüren Sie es aber auch nicht und erfahren dann die Nachricht bei einer Vorsorge-Untersuchung oder Sie werden auf die Möglichkeit aufmerksam durch das Einsetzen der Blutung. Weil nicht jede Blutung automatisch eine Fehlgeburt bedeutet, kann nur mithilfe des Ultraschalls festgestellt werden, ob das Kind noch lebt oder nicht.

Ist das Kind aber gestorben, fallen die Schwangerschaftshormone langsam ab im Blutkreislauf der Mutter, der Unterdrückungsmechanismus der Regelblutung löst sich auf und in den nächsten Tagen oder mit der nächsten Menstruationszeit (wäre die Regelblutung im Rhythmus wie vor der Schwangerschaft weitergegangen) wird das Kind mit der Plazenta ausgestoßen. Je nachdem, wie groß das Kind gewachsen ist, kann das Öffnen des Muttermundes von wehenartigen Schmerzen und starker Blutung begleitet sein. Es ist daher zu empfehlen, sich auch für die Fehlgeburt, wie für eine »normale« Geburt, fachliche Beratung und Unterstützung durch eine Hebamme zu holen. Die Krankenkassen bezahlen Hebammenbegleitung bei einer Fehlgeburt und eine »Wochenbett«-Betreuung in den ersten Tagen nach einer Fehlgeburt. Die Hebamme kommt dann zu Ihnen nach Hause, kontrolliert die Nachblutung und die Rückbildung der Gebärmutter und kann Ihnen moralische Unterstützung anbieten in der Verarbeitung des Geschehens. Zur Absicherung, dass keine Plazentareste in der Gebärmutter verblieben sind, kann in den nächsten Tagen beim Arzt mit dem Ultraschall die Gebärmutter kontrolliert werden. Sind noch Reste der Plazenta oder des Embryos zurückgeblieben, sollten diese durch eine Ausschabung (Curetage) entfernt werden.

Oft wird mit der Feststellung, dass das Kind nicht mehr lebt, gleichzeitig die Empfehlung zu einer Ausschabung gegeben oder direkt eine Überweisung in das nächste Krankenhaus für diesen Eingriff ausgestellt. Die Ausschabung ist ein recht kleiner operativer Eingriff unter Narkose, bei dem das Kind aus der Gebärmutter herausgeholt wird. Sie können »es« direkt hinter sich bringen. Es ist jedoch auch möglich zu warten, bis der Körper von sich aus die Fehlgeburt einleitet. Es besteht aus medizinischer Sicht kein akuter Handlungsbedarf. Der abgestorbene Embryo in der Gebärmutter ist zunächst ungefährlich für die Mutter.

Sie haben die Zeit, auf sich selbst zu hören und Ihren persönlich besten Weg zu finden, mit der Schwangerschaft abzuschließen. Die körperlichen Vorgänge, sei es eine natürliche Fehlgeburt oder eine Ausschabung, unterstützen die seelischen und emotionalen Vorgänge der Trauer oder des Abschieds. Wenn Sie sich für eine Ausschabung entscheiden, können Sie den Zeitpunkt wählen: ob Sie es möglichst schnell hinter sich bringen wollen oder noch ein paar Tage abwarten möchten, um innerlich bereit zu sein für den Abschied.

Mit dem Ereignis einer Fehlgeburt bleibt noch völlig offen, was das für die Eltern bedeutet. Es hängt davon ab, wie sehr sich die werdenden Eltern schon eingelassen haben auf ihr kleines Kind, das da noch im Werden war. Manche sind schon früh eng verbunden mit dem kleinen Wesen und für manche ist es noch gar kein Kind gewesen. Wenn der Verlust und die Trauer um das Kind sehr groß sind, scheuen Sie sich nicht, mit Ihrem Arzt oder Ihrer Hebamme zu sprechen. Manchmal kann ein Abschiedsritual hilfreich sein, ähnlich einer kleinen Beerdigung, um mit dem Kummer besser leben zu können und ihm einen Platz zu geben. Manchmal sind auch Beratungsgespräche hilfreich im Sinne einer Trauerbegleitung. Was immer Sie fühlen, es darf so sein. Das gilt natürlich für Sie selbst und Ihre/n Partner/in.

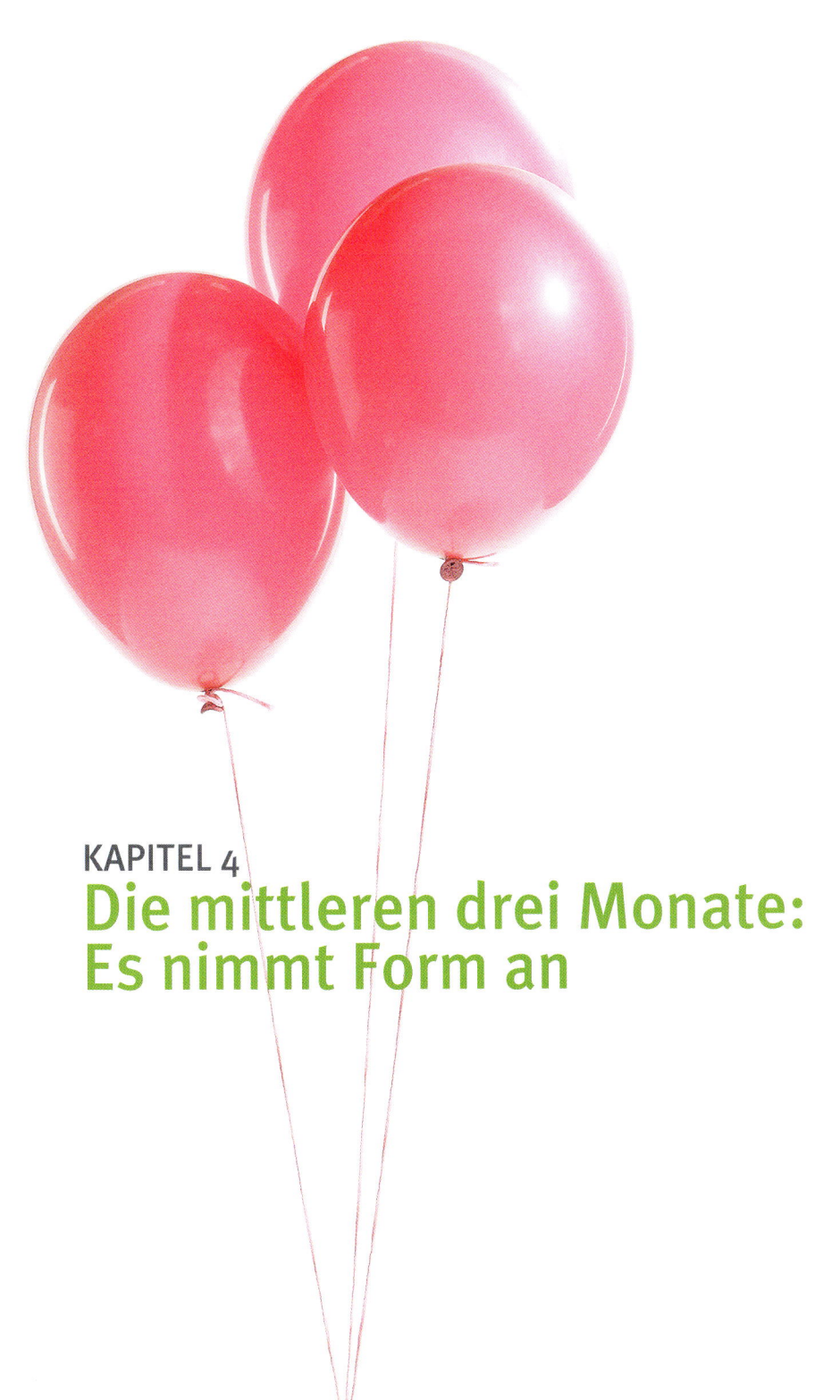

KAPITEL 4
Die mittleren drei Monate:
Es nimmt Form an

Die erste Hürde ist geschafft.

Ihr Kind, das jetzt in der medizinischen Sprache Fötus genannt wird, hat seinen Platz in der Gebärmutter gefunden und sich dort gut eingenistet. Der mütterliche Körper hat sich auf die Schwangerschaft eingestellt, das erste Wirrwarr der Gefühle mag sich gelegt haben. Nun ist die Zeit des Genießens gekommen!

Alle wesentlichen Organe des Kindes sind entwickelt, es ist nun etwa so groß wie ein Gänseei und unschwer als kleines Menschlein zu erkennen. Und doch sehen und spüren die meisten Eltern erst in der Mitte dieser Zeit die Bewegungen des Wesens, das da wächst.

Bis zur 24. SSW kann es dauern, bis die Mutter fühlt, wie sich das Kind in ihrem Bauch bewegt. Manche Frauen, meist die, die schon geboren haben, fühlen es schon sehr viel früher. Der Vater muss meistens etwas länger warten, bis er durch die Bauchdecke der Frau Bewegungen seines Kindes mit der Hand spüren kann. Doch ab der 24. SSW geht es fast immer, denn die Kinder scheinen ab nun den Kontakt mit dem Außen zu suchen.

Die Entwicklung des Kindes – Sinneswahrnehmung und Seelenleben

Erstaunlich schnell entwickeln sich in dem ungeborenen Kind seine Sinnes- und Wahrnehmungsorgane. Was und wie fühlt ein Kind wohl in der Mitte seiner Schwangerschaftszeit? Wir können es erahnen, mithilfe der Forschungsergebnisse aus der Medizin, mithilfe von Beobachtungen der Tierwelt und mithilfe der Beobachtungen von Menschen durch Therapeuten, Psychologen und Mediziner. In der Internationalen Gesellschaft für prä- und perinatale Psychologie und Medizin haben sich einige von ihnen zusammengeschlossen. Im Jahre 2005 haben sie die Charta des Rechtes des Kindes der UN-Kinderrechtskonvention von 1990 auf die Rechte des Kindes vor, während und nach der Geburt ausgeweitet. Die Forschungen zur frühen Entwicklung des Kindes belegen, dass das individuelle und soziale Leben des Kindes bereits vor der Geburt beginnt. Das Fundament unserer grundlegenden Gefühle von Vertrauen und Sicherheit wird in dieser Zeit gelegt. Eine Grundvoraussetzung für das gute Gedeihen ist eine wechselseitige Bezogenheit. In diesem Sinne sind die Rechte des Kindes erweitert worden auf:

»Jedes Kind hat das Recht auf eine sichere vorgeburtliche Beziehung und Bindung. Jedes Kind hat das Recht auf die Wahrung seiner Erlebniskontinuität während Schwangerschaft und Geburt.« Mehr dazu finden Sie unter: *www.isppm.de.*

Je mehr Sie lesen über die erstaunliche Entwicklung Ihres Kindes, je mehr Sie mit Ihrem Kind im Bauch den Kontakt aufnehmen, umso mehr werden Sie eintauchen können in die Faszination des

Menschwerdens. Die Ungeborenen können ihre Stimme nicht erheben, um auf sich aufmerksam zu machen. Sie sind davon abhängig, dass wir ihnen mit offenem Herzen liebevoll zugewandt sind und versuchen zu begreifen, wie sie erleben, fühlen und wahrnehmen. Einige Fakten über die biologische Entwicklung des Menschen können dazu beitragen, mehr und mehr kennenzulernen von der Welt der Ungeborenen.

Die Sinne entwickeln sich in folgender Reihenfolge:

Erst das Fühlen und Tasten über die Haut, die schon ab der 8. Woche, wenn der Embryo erst 2,5 cm lang ist, auf Berührungen reagiert. Ashley Montagu hat in seinem Buch »Körperkontakt« über die Bedeutung der Haut für die menschliche Entwicklung geschrieben. Es folgen das Schmecken, das Hören, das Riechen und dann erst das Sehen, dieses in der 30. SSW.

Ein embryonales Gesetz lautet: »Die Organe, die sich in der Entstehung des Menschen als Erste entwickeln, sind die wichtigsten.« Das lässt den Rückschluss zu, dass die wesentlichste Sinneserfahrung unseres Körpers die Berührung ist.

Ab der 18. SSW kann beobachtet werden, wie das Kind Fruchtwasser trinkt. Die Geschmacksknospen haben sich ausgebildet.

Ab der 24. SSW ist das Ohr so weit ausgereift, dass es auf akustische Reize reagiert. Es lernt in der Schwangerschaft die Grundmelodie des Lebens. Es hört den Atem und den Herzschlag der Mutter. Dem Rhythmus des Herzens kommt eine besondere Bedeutung zu, da es das erste Geräusch ist, welches das Kind hört, wenn es noch innig mit seiner Mutter verbunden ist. Nach der Geburt kann man beobachten, dass der Rhythmus des Herzens die Kinder beruhigt. Darum schlafen sie oft am besten auf der Brust von Vater oder Mutter ein.

Alfred Tomatis hat sich intensiv mit dem Hören, auch von Ungeborenen, beschäftigt und erstaunliche Beobachtungen gemacht. Heute gibt es Tomatis-Institute, in denen Kinder und Erwachsene mit unterschiedlichen Schwierigkeiten und Erkrankungen behandelt werden. Die Therapie besteht unter anderem in dem Hören des Herzschlages der Mutter, der im Labor so verändert wird, dass er dem Klang in der Gebärmutter nahezu gleichkommt.

Die mütterliche Stimme nehmen die Ungeborenen über die Wirbelsäule als Knochenleitung speziell wahr. Durch die Mutterstimme, in deren Schwingungen sich das Leben mitteilt, entsteht der Wunsch zu leben und wird verstärkt.

Auch Geräusche von außen, wie die Stimme des Vaters oder des Geschwisterkindes, kann es nun hören und wiedererkennen. Denn das Großhirn ist schon zwischen der 20. und 24. SSW so weit ausgereift, dass es Erfahrungen und Sinneseindrücke speichern kann. Über das Ohr erlangt der Mensch die Fähigkeit, sich auf die »Wellenlänge« seines Gegenübers einzustellen. Das Ungeborene reagiert eindeutig auf die Stimme seiner Mutter, seines Vaters und seiner Geschwister.

der Embryo in den ersten drei Monaten ein fast autonomes Dasein führt und kaum beeinflusst wird durch die Gefühlslage seiner Mutter. Ab der 12. SSW aber ändert sich das.

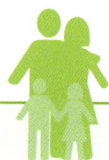

Für Familien

Es ist also schon zu diesem frühen Zeitpunkt durchaus sinnvoll, die Geschwister mit einzubeziehen in die Schwangerschaft. Kinder sind meist sehr direkt, sie sprechen ganz selbstverständlich mit dem Bauch. Das mutet dann typisch kindlich- naiv an, und doch ist es sehr weise. Das kleine Kind im Bauch hört zu. Früher glaubte man, dass Neugeborene über so wenige Sinneswahrnehmungen verfügen, dass man davon ausging, dass sie nicht einmal Schmerzen wahrnehmen könnten, geschweige denn, dass ein Ungeborenes hören und wiedererkennen könnte! Aber die Kinder, sie wussten es.

Der Umgang der »großen« Kinder mit dem Kind im Bauch ist oft so echt und richtig, wir können uns von ihnen ein wenig an die Hand nehmen lassen.

Über das frühe Hören erklärt sich auch die unerwartete Feststellung mancher Eltern, dass ihr Kind nach der Geburt durch so unsanfte Geräusche wie den Staubsauger, das Bellen des Hundes oder die Trotz-Schrei-Attacken des Geschwisterkindes nicht aus der Ruhe zu bringen ist. Es sind vertraute Geräusche für das Neugeborene. Und vertraute Geräusche vermitteln Sicherheit und damit Entspannung.

Dr. Thomas Verny hat als Psychiater über das Seelenleben der Ungeborenen geforscht. Er kommt zu der Erkenntnis, dass

Die 12. SSW scheint eine bedeutungsvolle Grenze zu sein. Physiologisch betrachtet, übernimmt jetzt die Plazenta die Hormonproduktion des Kindes. Die Zeit des relativ hohen Fehlgeburtsrisikos ist vorbei. Das Ungeborene bekommt einen neuen Namen, vom Embryo zum Fötus. Die Übelkeit der Mutter verschwindet. Die Gebärmutter ist jetzt so groß gewachsen, dass sie nicht mehr komplett im weiblichen Becken geschützt ist, sondern über dem Schambein getastet werden kann. Juristisch ist bis zur 12. SSW ein Schwangerschaftsabbruch in Deutschland erlaubt. In manchen Kulturen, wie zum Beispiel bei den Aborigines in Australien, geht man davon aus, dass jetzt die Seele in den Körper einzieht.

Nun beginnen also Kontakt und Bindung zwischen der Mutter und ihrem Kind. Die Gefühlslage der Mutter wirkt sich aus auf das Kind. Wenn die Mutter zum Beispiel viele Ängste hat, wird das Kind über das Stresshormon Adrenalin, das dann ausgeschüttet wird und über die Plazenta zum Kind gelangt, daran teilhaben. Man weiß, dass chronische Angstgefühle der Mutter zu Störungen des Magen-Darm-Traktes des Kindes führen können.

Das wichtigste Gefühl für das Wohlergehen des Kindes ist das innere Ja der Mutter zu ihrem Kind. Das innere Ja des werdenden Vaters unterstützt die Mutter sehr stark und erreicht auch das Kind. Je besser die Bindungsbeziehungen Mutter/Kind und Vater/Kind sind, auch schon in der pränatalen Zeit, umso größer wird die emotionale Sicherheit des Kindes sein.

Körperliche Vorgänge der Frau

Warum eigentlich kommt frau schon jetzt schneller außer Atem als früher?

Ganz nüchtern betrachtet helfen folgende Fakten dabei, nachzuvollziehen, was der Körper der schwangeren Frau mehr zu leisten hat.

→ *Das Atemminutenvolumen erhöht sich um ca. 30 %.*
→ *Das Blutvolumen, das durch den Körper gepumpt werden will, erhöht sich um 35 %, das ist ca. 1 Liter mehr Blut.*
→ *Der Herzschlag beschleunigt sich um 10 bis 15 Schläge pro Minute.*
→ *Der Blutdruck sinkt dabei um ca.10 mmHg.*
→ *Die Niere wird von 40 % mehr Blut durchflossen.*
→ *Der Grundumsatz des Stoffwechsels steigt um 20 % an.*
→ *Nicht zuletzt nimmt die Frau im Durchschnitt 12 kg an Körpergewicht zu.*

Diese 12 kg lassen sich am Ende der Schwangerschaft aufteilen in

3,5 kg Kind
0,5 kg Plazenta
1 kg Fruchtwasser
0,5 kg Brustgewebe
1 kg Gebärmutterzuwachs
1 kg mehr Blut
3,5 kg Wasser im Gewebe = Ödeme
1 kg Fett

Dies sind erstaunlich große Veränderungen in relativ kurzer Zeit. Klar, dass nicht mehr alles im gleichen Tempo gehen kann wie vor der Schwangerschaft. Der Körper kann damit umgehen und ist noch immer leistungsfähig, vor allen Dingen aber dann, wenn diesen Veränderungen Rechnung getragen wird. Es geht nicht darum, auf dem Sofa zu liegen und nichts mehr zu tun, weil frau schwanger ist. Eine neue Geschwindigkeit, ein neuer Rhythmus will gefunden werden, der sich den Veränderungen, die der Körper ohne unser aktives Zutun leistet, anpasst.

Das Kind nimmt noch nicht so viel Platz ein, dass es beschwerlich wird für die Mutter.

Die Mitte der Schwangerschaft ist für die meisten Frauen die schönste Zeit.

Mit dem Kind wächst die Gebärmutter in diesen Wochen über den Rand des Schambeins am Becken der Frau bis zu ihrem Nabel und das lebendige Kind in ihr macht sich bemerkbar mit seinen Bewegungen.

Seelische Vorgänge der Frau

Auch wenn das mittlere Drittel der Schwangerschaft häufig als die angenehmste Zeit beschrieben wird, sind ambivalente Gefühle, Unsicherheiten und Ängste ganz normal im seelischen Empfinden der schwangeren Frau. Oft befürchten die werdenden Mütter, dass es ihrem Kind schaden könnte, wenn sie sich verzagt oder traurig, genervt oder unglücklich fühlen. Nach allem, was wir wissen, ist das nicht der Fall. Die Kinder im Bauch werden gewöhnt an die Bewegungen einer menschlichen Seele. Für

sie ist es von enormer Wichtigkeit, den Kontakt zur Mutter zu spüren. Wenn Sie also viel weinen müssen, weil Ihre Lebenssituation gerade so ist, müssen Sie die Tränen nicht um Ihres Kindes willen zurückhalten. Das würde bedeuten, dass Sie den Kontakt zu Ihrem Kind oder zu sich selbst unterbrechen. Sie würden versuchen, eine Frau zu sein, die ganz für sich allein traurig ist und eine, die versucht, für ihr Kind glücklich zu sein. Das ist unmöglich. Und je kleiner die Kinder sind, umso genauer spüren sie die wahren Gefühle.

Sie können wohl eher sich selbst als Ihrem Kind etwas vormachen. Und es ist auch gar nicht nötig. Das, was Ihr Kind braucht, ist Kontakt. Es will spüren, dass es dazugehört. Dass es angenommen ist. Wenn Sie Angst haben, nicht alles gut und richtig zu machen, bleiben Sie im Kontakt mit Ihrem Kind. Es braucht keine perfekte Mutter. Nur eine lebendige, die bereit ist, ihr Kind mitzunehmen in ihr Leben. In die Tage und die Nächte, in die sonnigen und die bewölkten Zeiten. Lediglich auf den Zeitschriften-Covers und Buchdeckeln der einschlägigen Schwangerschaftsliteratur sind ausschließlich strahlende Muttergesichter zu sehen. Schwangerschaft ist eine Zeit geballter Lebendigkeit. Sowohl tiefe Freuden und Glücksgefühle als auch Ängste und Unsicherheiten gehören dazu.

Diese ambivalenten Gefühle erleben auch die meisten Väter. Doch ihnen ist der

Ausdruck von Unsicherheiten und Ängsten noch weit weniger erlaubt. Von ihnen wird erwartet, Sicherheit und Ruhe auszustrahlen. Für die tatsächlichen Gefühle ist manchmal gar kein Platz.

Sich Raum und Zeit einzuplanen als Paar, um den eigenen Gefühlen und Gedanken und denen des Partners zuzuhören, ist ein guter Rat von erfahrenen Eltern.

Werdende Väter stehen manchmal mehr am Rande des Geschehens, als es ihnen selbst und Ihnen als Partnerin lieb ist. Vergessen Sie nicht, dass Ihre Verbundenheit mit dem Kind selbstverständlich ist, im Gegensatz zum werdenden Vater. Er braucht eine Einladung von seiner Partnerin, um sich in die Intimität von Mutter und Kind hineinbewegen zu können. Der sogenannte Väterkiller lautet: »Du hast zwar das Kind gezeugt, aber jetzt lass mich in Ruhe. Dies ist mein Bauch, mein Kind.«

Träume

Träume sind Ausdruck der inneren Kämpfe unserer Psyche. Sie können uns eine große Hilfe sein, um zu erkennen, was uns tief beschäftigt.

Mit der Schwangerschaft werden die Träume der Frauen oft ausdrucksstärker als zuvor. Durch den leichteren Schlaf und die höhere Empfindsamkeit werden die Träume klarer erinnert.

In den Träumen der werdenden Väter und Mütter zeigen sich oft Gefühle und Ängste, die mit der Umstellung auf das Vater- und Mutterwerden in Beziehung stehen. Die Traumsprache ähnelt der Märchensprache, ist symbolhaft und mitunter von grausiger Klarheit. So wie im Märchen der Wolf die Großmutter frisst, was verstanden werden kann als eine Aufnahme des Weiblichen in das Männliche (es geht nicht um den Akt des Tötens, sondern des Vereinens), so legt beispielsweise eine Schwangere im Traum ihr Baby in den Kühlschrank, und ihre Seele drückt damit ihre Sorge aus, ob sie auch eine gute Mutter sein wird und genügend emotionale Wärme hat, um ihr Kind gut zu versorgen.

Es gibt auch Träume, die Angst machen, weil sie wie vorausschauende Träume wirken. Sieht eine Frau ihr Baby im Traum zum Beispiel mit nur einem Arm, so kann sie im Zweifel darüber sein, ob das symbolhaft zu verstehen ist und ihr der Traum sagen will, dass sie ein krankes oder behindertes Kind in sich trägt.

Die erschreckenden Bilder und die Unsicherheit, wie die Träume zu verstehen sind, führen dazu, dass kaum über Träume gesprochen wird, obwohl sie mitunter über Jahre hinweg erinnert werden. Das Potenzial der Träume liegt darin, sich selbst besser kennenzulernen. Oft zeigen uns die Träume negative, verwirrende oder beschämende Bilder. Das liegt daran, dass Gefühle und Ängste, die wir nicht so gerne spüren wollen, Unsicher-

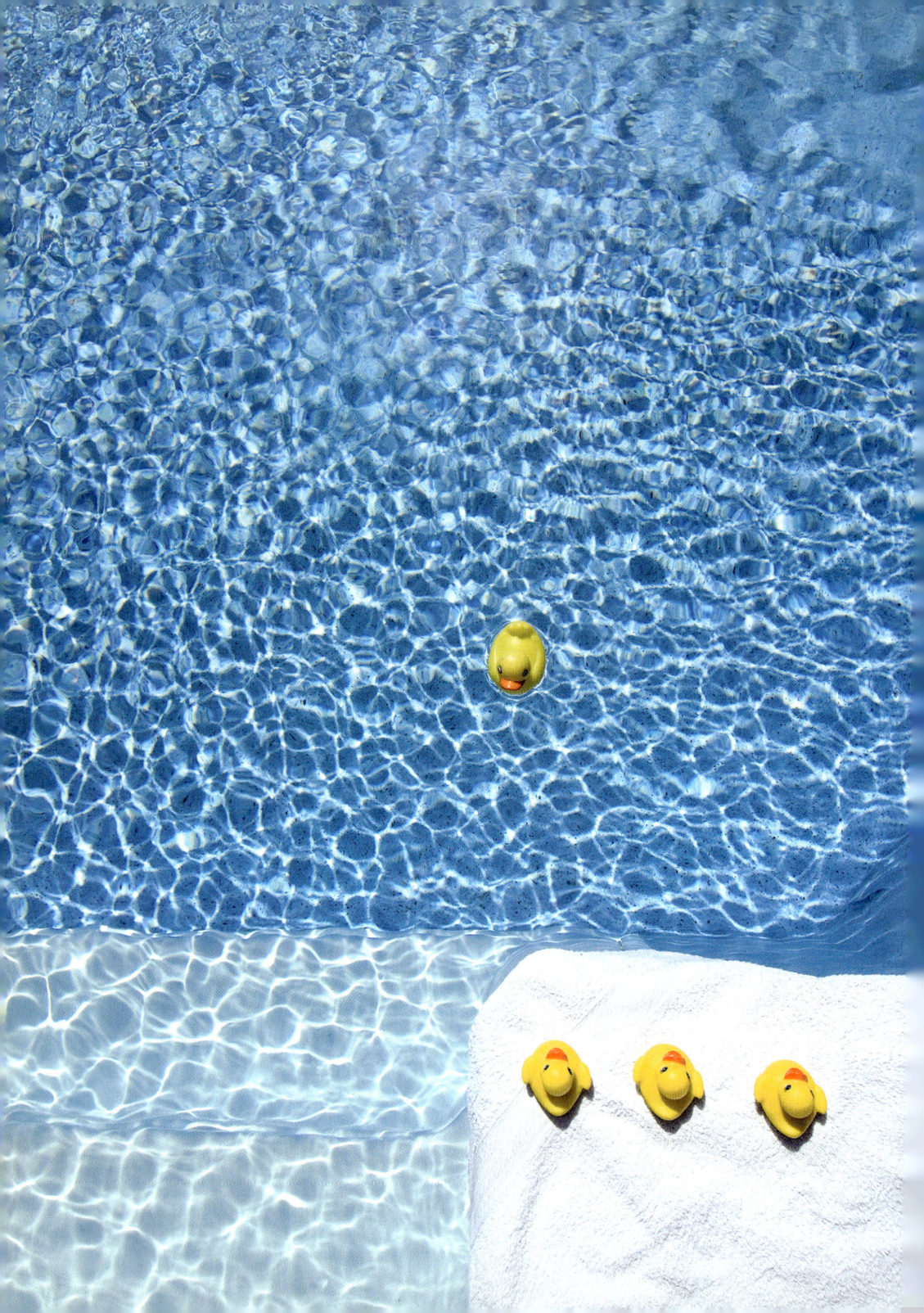

heiten und Probleme, die wir tagsüber nicht lösen konnten, uns nachts in den Träumen beschäftigen. Und dann kann ein Traum sein wie ein Ventil an einem Dampfdrucktopf. Er bringt die Gefühle zum Vorschein, die schon längst da sind und unter dem Deckel brodeln. Wenn sie sich nachts zeigen und am nächsten Morgen aus Scham oder Angst verdrängt und wieder zurückgedrückt werden in den brodelnden Topf, braucht es viel Energie, den Deckel auf dem Topf zu halten und der Druck wird immer größer.

Der Weg hinaus aus der Einsamkeit mit Traumbildern geht über den Mut, die Träume ernst zu nehmen, sie aufzuschreiben und mit anderen darüber zu sprechen. Weil beim Erwachen die Träume verblassen, ist es hilfreich, Zettel und Stift am Bett liegen zu haben, so kann man direkt beim Erwachen, wenn die Bilder noch klar sind, aufschreiben, was man gesehen und wie man sich im Traum gefühlt hat. Verstehen muss man das noch gar nicht während des Schreibens. Völlig egal, ob Sie einen Sinn entdecken oder nicht, schreiben Sie einfach möglichst ohne Änderungen und Zensuren auf, was Sie im Traum erlebt haben. Die Gefühle während des Träumens sind wichtig, nicht die Gefühle, die der Traum im Wachzustand bei uns auslöst.

Sprechen Sie mit Ihrem Partner über Ihre Träume. Sie sind beide in der gleichen Situation, in der so viel Neues auf Sie zukommt. Sie wissen beide darum, wie wichtig Ihnen das Kind und Ihre gute Partnerschaft sind.

Wenn Sie beginnen, Ihre Träume als Hinweise zu nutzen, um sich selber besser kennenzulernen, und sich austauschen mit anderen Schwangeren oder Ihrem Partner, werden Sie erfahren, dass Sie nicht allein sind mit diesen Bildern und Ängsten. Sie werden erfahren, dass viele Menschen Ähnliches erleben und dass Sie ganz »normal« sind.

Und dann können die Träume Ihnen helfen, Ihren ganz persönlichen Weg des Elternwerdens zu finden.

Oft taucht Wasser in den Träumen auf als Symbol für das Fruchtwasser. In den ersten drei Schwangerschaftsmonaten träumen Frauen gehäuft von kleinen Katzen oder anderen kleinen Tieren als Symbol für ihr Baby. Im zweiten Schwangerschaftsdrittel zeigen sich dann die Kinder als Babys im Traum.

Oft drehen sich die Träume um Sorgen, wie:
→ Werde ich eine gute Mutter sein?
→ Bin ich unattraktiv mit dickem Bauch?
→ Wird mein Kind gesund sein?
→ Werde ich die Geburt schaffen? Mit den Wehen umgehen können?

Auch kommen eventuell die eigenen Mütter in den Träumen vor. Jetzt, wo die Tochter Mutter wird, ist es allerhöchste Zeit, die Mutter-Tochter-Verbindung zu lösen und in eine Frau-Frau-Verbindung zu verwandeln.

In den Träumen werdender Väter dreht es sich oft um Sorgen wie:

→ Werden Frau und Baby gesund sein?

→ Werde ich unser Kind emotional und finanziell versorgen können?

→ Die Angst, ausgeschlossen zu werden

Eltern, die schon Kinder zu Hause haben, machen sich in den Träumen meist Sorgen darum, wie die Geschwisterkinder damit umgehen werden und ob sie allen Kindern gleich gerecht werden können.

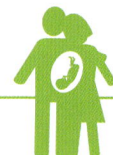

Der werdende Vater

Endlich kann auch der Vater mit seinem Kind in spürbaren Kontakt treten.

Etwa ab der 24. SSW sind die Bewegungen des Kindes von außen an der Bauchdecke der Mutter zu fühlen.

Untersuchungen haben gezeigt (»Psychotherapie in der frühen Kindheit«, von Klitzing), dass die pränatale innere Beziehung des Vaters zum Ungeborenen in Zusammenhang steht mit der kommunikativen Fähigkeit des Säuglings im Alter von vier Monaten.

Die Haptonomie, die Lehre des Fühlens und der Berührung, hat sich intensiv damit beschäftigt, wie die Berührung eines erwachsenen Menschen am Bauch der Mutter sein kann, um dem ungeborenen

Kind zu signalisieren, dass es Vertrauen fassen und sich zeigen kann. Berührungen und der daraus entstehende Kontakt zählen zu den frühesten Erfahrungen in der Entwicklung des Menschen. Schon im Mutterleib, noch bevor das Gehör entwickelt ist, reagiert das Ungeborene auf akustische Schwingungen – es hört mit der Haut. Durch den Kontakt der Hände lernen sich Vater und Kind kennen und treten in Beziehung miteinander. Das kleine Kind ist schutzbedürftig und so ist die erste Aufgabe, ihm zu vermitteln, dass diese Berührung sicher ist, dass es den Händen vertrauen kann. Denn meistens wird auch ein munter sich bewegendes Kind ruhig, sobald fremde Hände zu ihm kommen. Es schützt sich, stellt sich tot, so wie Rehe, wenn sie die Nähe eines Menschen wittern.

Je öfter aber die gleichen Hände sich dem Kind aufmerksam zuwenden, umso schneller erkennt das Kind die Hände und den Menschen, zu dem sie gehören. Es entsteht Vertrauen und es entsteht eine Bindung, eine Beziehung zwischen dem Vater und dem Kind. Muss sich das Kind nicht mehr schützen, so wird erlebbar, wie sehr wir Menschen Kontakt und Verbindung suchen. Jedes Kind tritt gezielt gegen die bekannte Handfläche seines Vaters, als wenn es »Hallo« sagen wollte, oder schmiegt sich wie eine Katze in die Hand ein.

Haptonomie in der Schwangerschaft wird von extra ausgebildeten Hebammen und

Ärzten für Eltern angeboten. Durch meine langjährige Erfahrung mit der Haptonomie kann ich sicher behaupten, dass die ungeborenen Kinder fehlerfrei unterscheiden zwischen den Händen ihrer Mutter, ihres Vaters und der Hebamme oder denen anderer fremder Personen. Je präsenter der Mensch im Kontakt ist und sich gleichzeitig mit seiner Erwartungshaltung an das Kind zurücknehmen kann, umso angenehmer ist der Kontakt und umso schneller wird das Kind darauf reagieren. Väter, die viel Kontakt über ihre Hände mit ihrem Kind in der Schwangerschaft hatten, erkennen ihr Kind nach der Geburt, oft an der Art und Weise seiner Bewegungen, wenn sie es in den Armen halten. Und die Kinder lassen sich leichter von ihrem Vater beruhigen, wenn sie ihn schon im Bauch kennengelernt haben.

Väter beschreiben diese direkte Möglichkeit der Kontaktaufnahme zu ihrem Kind als eines der stärksten Erlebnisse in der Schwangerschaft, das ihnen ermöglichte zu begreifen, dass sie Vater werden und sogar schon sind.

Eine haptonomische Schwangerschaftsbegleitung wird in Einzelsitzungen mit den Eltern, eventuell auch mit den Geschwisterkindern angeboten. Es geht dabei um die Wahrnehmung des Kindes jetzt in diesem Augenblick. Es geht darum, ihm zuzuhören mit den Händen und ihm den sicheren Raum zu bieten, in dem es sich frei entfalten kann.

Findet diese Art von Kontakt des Vaters zu Mutter und Kind über die Hände in der Schwangerschaft statt, so kann die Haptonomie auch in der Geburtsbegleitung angewandt werden. Der Vater kann sowohl seine Frau als auch sein Kind begleiten bei der Geburt. Seine Hände weisen beiden den Weg und vermitteln unmissverständlich seine Präsenz. Und diese Präsenz, die Verbindung von Vater, Mutter und Kind, gehört zu den tiefsten Ressourcen der Menschen, die zur Verfügung stehen, um eine Geburt als ein starkes, kraftvolles und lebendiges Geschehen erleben und begleiten zu können.

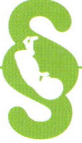

Vaterschaftsanerkennung, Sorgerecht

Ist der werdende Vater nicht mit der Mutter seines Kindes verheiratet, so gilt er nicht als Vater dieses Kindes vor dem Gesetz, bis er die Vaterschaft anerkannt hat. Am einfachsten ist es, in der Schwangerschaft die Vaterschaft anzuerkennen. Bei der Anmeldung des Kindes nach der Geburt wird der Vater dann direkt in der Geburtsurkunde des Kindes benannt und ist damit rechtlich anerkannt. Das bedeutet auch, dem Kind gegenüber in der Unterhaltszahlungspflicht zu sein. Die Höhe des Unterhaltsanspruches ist je nach Einkommen des Vaters und Alter des Kindes in der sogenannten »Düsseldorfer Tabelle« festgelegt.

Das Sorgerecht hat dann noch immer die Mutter allein für das Kind. Falls Sie mit Ihrer Partnerin gemeinsam das Sorgerecht für Ihr Kind haben, muss ein Antrag auf gemeinsames Sorgerecht gestellt werden. Sowohl für die Vaterschaftsanerkennung als auch für das gemeinsame Sorgerecht sind die Jugendämter zuständig, die natürlich auch darüber aufklären und beraten. Beratungsstellen wie Pro Familia u. Ä. bieten ebenfalls Beratungstermine zu diesem Thema an. Es ist sehr empfehlenswert, schon in der Schwangerschaft sich mit diesen rechtlichen Regeln und Bedingungen vertraut zu machen. Sonst können unerwartete Überraschungen auf Sie zukommen.

Bei verheirateten Paaren wird davon ausgegangen, dass der Ehemann auch der Vater des Kindes ist und die Eltern haben gemeinsames Sorgerecht für ihr Kind.

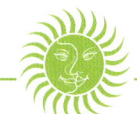

Unterstützende Maßnahmen

 Visualisierung zum sicheren Ort mit Kind (Audio-CD)

Zur Stärkung der inneren Ruhe und Gelassenheit als Mutter/Vater (siehe Kapitel 2)

Grundregeln für eine gesunde Ernährung

→ Mindestens eine warme Mahlzeit am Tag
→ Insgesamt fünf Mahlzeiten pro Tag
→ Frisches Obst und Gemüse, nicht aus der Dose oder tiefgefroren
→ Ca. 3 Liter trinken pro Tag, Wasser und Kräutertees (Säfte oder Erfrischungsgetränke nicht eingerechnet)
→ Entgegen der früher üblichen Empfehlung sollten Sie genügend salzen, denn das Salz hält das Wasser im Blut, damit es leicht zirkulieren kann und alle Körperorgane gut versorgt werden. In der Schwangerschaft erhöht sich der Bedarf an Salz. Verwenden Sie möglichst gutes und reines Salz, ohne Zusatz von Jod oder Fluor. Billige Produkte enthalten oft Rieselhilfen, die den Magen belasten.

Als Anhaltspunkt soll nachfolgende Übersicht dienen.

Körpergewicht:

bis 80 kg = 1 TL Salz pro Tag
bis 90 kg = 2 TL Salz pro Tag
bis 100 kg = 3 TL Salz pro Tag

→ Ebenso erhöht sich der Bedarf an Eiweiß: Neben Milchprodukten und Fleisch zählen Hülsenfrüchte zu guten Eiweißlieferanten, die gleichzeitig Vitamin B1, Folsäure, Calcium und Eisen enthalten.

Weitere Eiweißlieferanten
100 g Tofu: 10 g Eiweiß
100 g Magerquark: 13 g Eiweiß
100 g Leber: 20 g Eiweiß
100 g Linsen: 23 g Eiweiß

Die Herausforderung der gesunden Ernährung liegt darin, nicht auf Ihren Kopf zu hören, der vielleicht aus Gewohnheit an das Essen von Weingummis ein Wohlgefühl geknüpft hat, sondern auf Ihren Bauch. Die Macht der Gewohnheit erschwert Ihnen zu spüren, dass Ihr Magen im Moment überhaupt nicht glücklich über diese Weingummis wäre, sondern viel lieber eine salzige warme Suppe bekommen würde, um sich wohlzufühlen.

Frauen und ihre Partner warten oft gespannt auf die sagenumwobenen seltsamen Gelüste, die Frauen in ihrer Schwangerschaft entwickeln können, wie eben die berühmten sauren Gurken oder Käsebrote mit Marmelade oder ... in diesen Gelüsten wird deutlich, dass der Körper zeigt, was er braucht. Und das können durchaus seltsame Gelüste sein, die Sie von sich noch nicht kannten.

Nahrungsergänzungsmittel

Besser aber als jeder Hersteller von Nahrungsergänzungsmitteln weiß Ihr Körper, was er braucht. Wenn Sie ein Produkt der Nahrungsergänzungsangebote ausprobieren und merken, dass es Ihnen guttut, dann ist es auch gut für Sie. Wenn Sie sich aber unwohl fühlen damit oder immer wieder vergessen, es einzunehmen, dann mag das Präparat allgemein noch so gut sein, für Sie im Moment ist es das nicht. In den Regalen der Apotheken und Drogerien finden sich eine ganze Menge dieser Angebote und Vitaminpräparate, die den Schwangeren empfohlen werden und somit einen Mangel suggerieren. Die Ernährungsdefizite, die bei der einzelnen Schwangeren unter Umständen wegen des erhöhten Bedarfs an Mineralien und Vitaminen auftreten könnten, sollen ausgeglichen werden. Grundsätzlich ist eine ausgewogene Ernährung mit frischem Obst und Gemüse und einer warmen Mahlzeit am Tag ausreichend, um den Bedarf an Mineralien und Vitaminen zu decken. Es lohnt sich, sich die Zeit zu nehmen, beim Einkaufen darauf zu achten, welche Nahrungsmittel Sie anlachen, und zu beobachten, wie sich das vielleicht verändert. Das ist der sicherste Weg, dass Sie tatsächlich das zu sich nehmen, was Sie brauchen.

Wollen Sie Ihre Ernährung ergänzen, weil Sie sich beispielsweise tatsächlich ausgelaugt und müde fühlen, finden Sie hochwertige Mischungen dieser vermehrt in der Schwangerschaft benötigten Mineralien und Vitamine in den Apotheken zu kaufen, z. B.: Aufbaukalk von Weleda, Neukönigsförderer Mineraltabletten oder das Aufbaumittel von Ingeborg Stadelmann.

Schwangerschaftstee-Ergänzung

→ Brennnessel: enthält Vitamin A, Vitamin C, Calcium, unterstützt die Ausscheidung über die Nieren (wegen der ausschwemmenden Wirkung nur als Beimischung verschiedener Kräuter empfehlenswert)

→ Himbeerblätter: fördern die Blutbildung

→ Melisse: beruhigt allgemein (Entschleunigung)

→ Schafgarbe: fördert die Blutzirkulation

→ Fenchel: wirkt verdauungsfördernd

Je nach Befinden stellen Sie sich selbst eine Mischung zusammen. Grundsätzlich empfiehlt es sich, mehrere Kräuter zu mischen. Sie dürfen also auch gerne noch ein Kraut dazunehmen, das Ihnen guttut oder gut schmeckt.

→ Auf folgende Kräuter sollten Sie bei der Auswahl verzichten, weil sie wehenanregend wirken können: Rosmarin, Beifuß, Raute, Frauenmantel, Wacholder, Poleiminze, Eisenkraut, Ingwer, Zimt.

Das bedeutet nun keineswegs, dass Sie Zimt zum Beispiel völlig aus Ihrer Küche verbannen sollten. Erst eine gewisse Dosis führt zu der Wirkung und eine gesunde Schwangerschaft lässt sich nicht so leicht aus dem Gleichgewicht bringen. Sie haben Ihren Körper, der Ihnen sagt, was ihm hilft oder schadet. Wenn Sie also entschieden zu viel Zimt gegessen haben, werden Sie merken, dass Ihr Bauch öfters fest wird als sonst und sich eine eher unangenehme Anspannung in Ihrer Gebärmutter aufbaut. Und dann denken Sie bitte daran, dass der Zimt diese Wirkung haben kann und lassen ihn weg.

Yoga/Pilates

Yoga bietet eine wunderbare Möglichkeit, die Schwangerschaft über die gesamte Zeit hinweg zu begleiten. In den Kursen für Schwangeren-Yoga tritt man in ein Feld ein, in dem man nicht mehr eine Ausnahme darstellt, sondern wo alle Frauen gemeinsam in diesem Zustand des Schwangerseins sind. Selbst wenn man mit keiner der Kursteilnehmerinnen im Alltag reden würde, ist das Zusammensein mit anderen Schwangeren für die meisten Frauen sehr angenehm und stärkend. Den Körper zu bewegen bringt immer ein angenehmes Körpergefühl mit sich, und oftmals sind die Frauen sehr verunsichert, welche Bewegungen und Übungen sie tun dürfen oder nicht. Im Kurs, unter Anleitung, können diese Unsicherheiten behoben werden, sodass die Frau wieder mit einem guten und sicheren Gefühl ihren Körper bewegt.

Im Yoga geht es nicht darum, komplizierte Körperhaltungen einzunehmen.

Yoga führt zur Konzentration auf den Körper und den Atem. Genau das ist es, was jede Frau selbst tun kann, um sich mit den Veränderungen durch die Schwangerschaft vertraut zu machen, ihren Körper bei seiner wundervollen Aufgabe, ein Kind in sich wachsen zu lassen, zu unterstützen und sich auf die Geburt vorzubereiten.

Yoga hilft, aus dem Kopf herauszukommen, um mehr im Körper anzukommen. Die Bewegungen sind langsam und stellen die Dynamik um, von »mal eben schnell« auf Ruhe und Achtsamkeit.

Die Übungen fordern auf, bewusst den Körper wahrzunehmen, den Kontakt zum Boden zu spüren und sich in der Erde zu verankern, um von dort Sicherheit und Vertrauen aufnehmen zu können. Sie aktivieren den Körper und seine gesunde Kraft. Es wird dann auch leichter, die eigenen Bedürfnisse zu spüren und damit auch die des Kindes im Bauch.

Wenn im Alltag der Kopf verstrickt ist in Gedanken, schleppen wir den Körper mit, ohne ihn zu bewohnen. Sie selbst, und besonders Ihr Kind, das in Ihrem Körper wohnt, werden sich wohlerfühlen, wenn Ihr Körper bewohnt, beseelt und beatmet ist. Alle Körperfunktionen können dann leichter geschehen, es entsteht mehr Lebensenergie.

In der Konzentration auf den Atem, welche das Yoga lehrt, beruhigt sich der Geist mit seinen Gedanken und Sie werden spürend anwesend in Ihrem Körper. Für die Geburt spielt der Atem eine große Rolle und es lohnt sich, in der Schwangerschaft die Körper- und Atem-Wahrnehmung zu schulen, damit sie auch in

der besonderen Situation der Geburt zur Verfügung steht. Denn da greifen wir nur auf das zurück, was uns vertraut ist. Der beständige Rhythmus des Atems, gleich den Wellen des Ozeans, kann uns andocken an die natürliche und spirituelle Kraft allen Lebens. In der Hinwendung auf die Geburt kann das Bild der Wellen, in denen die Wehen kommen und gehen, unterstützend sein.

Pilates-Kurse für Schwangere werden immer mehr angeboten. Sie richten sich ebenfalls aus auf eine verstärkte Körper- und Atemwahrnehmung. Wählen Sie die Art von Kurs aus, die Ihnen mehr entspricht.

Steigerung des Hb-Wertes

→ Linsen, Amaranth, Fenchel, Spinat, Grüngemüse

→ Um die Aufnahme von Eisen aus pflanzlichen Lebensmitteln zu verbessern, sollte Vitamin C dazugenommen werden (z. B. Obst oder Obstsäfte).

→ Fleisch (in tierischen Produkten liegt das Eisen in einer leichter verwertbaren Form vor als in pflanzlichen)

→ Floradix-Kräuterblut, eine Mischung unterschiedlicher Kräuterextrakte, im Reformhaus erhältlich

→ Kaffee und schwarzer Tee verhindern die Aufnahme von Eisen.

Wenn Sie schon viele dieser Tipps beherzigt haben, aber der Hb-Wert nicht steigt, kann das an einer schlechten Aufnahmesituation in Ihrem Darm liegen. Dann

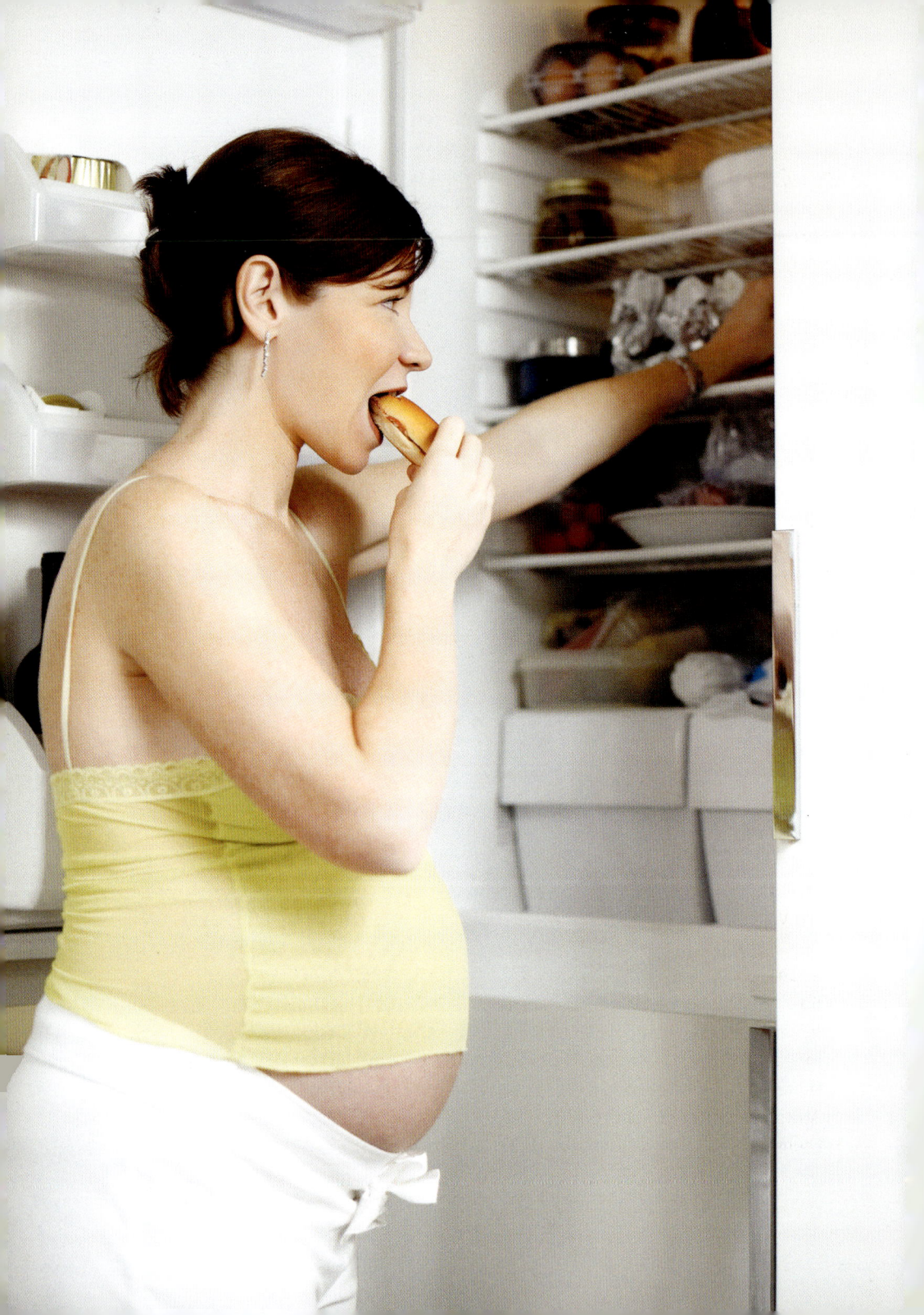

sollten Sie mit Bitterstoffen die Situation verbessern.

→ Bitterstoffe sind in der Grapefruit enthalten (in den Apotheken ist auch Grapefruit als Extrakt zu kaufen).
→ Heilkräuter mit Bitterstoffen sind: Löwenzahn, Vogelknöterich, Brennnessel.

Infektionen der Vagina

In der Schwangerschaft steigen die Östrogene bei der Frau an. Dadurch verschiebt sich der pH-Wert der Vagina mehr in den alkalischen Bereich. Für ein gutes Abwehrmilieu gegen Keime und Pilze ist die Vagina mit einem sauren pH-Wert ausgestattet. Dieses Abwehrsystem wird also physiologisch schwächer.

→ Zuckerarme Ernährung unterstützt die gesunde Vaginalflora.
→ Verwendung von klarem Wasser zur Intimhygiene, eventuell mit Calendula-essenz als Spülung
→ Baumwoll-Unterwäsche, am besten ungefärbt
→ Einfacher Joghurt (mit rechtsdrehender Milchsäure) kann mit einem Teelöffel in die Vagina eingeführt werden. Im Liegen, ein Handtuch untergelegt, kann er über Nacht wirken, oder auch tagsüber, wenn Sie sich für zwanzig Minuten auf das Sofa legen. Die Milchsäure hilft der Vaginalschleimhaut, vermehrt Döderlein-Keime zu bilden, welche der Abwehr möglicher Erreger dienen.
→ Cremes und Vaginalzäpfchen mit Milchsäure sind in den Apotheken zu erwerben.
→ Sind Pilze oder Bakterien im Abstrich nachgewiesen, helfen lokale Anwendungen mit Vitamin C oder direkt mit Döderlein-Vaginal-Kapseln.
→ Verschwinden die Beschwerden mit diesen Mitteln nicht, kann immer noch in Rücksprache mit dem Arzt auf eine Anti-Pilz-Creme oder Antibiotika, je nach Erreger, zurückgegriffen werden.

Sodbrennen

Nahrungsmittel, die den Magen reizen, wie Kaffee, scharfe Gewürze und fette Speisen, sollten Sie meiden. Ergänzend hilft:

→ Geschälte Mandeln, lange kauen
→ Milch, Haferflocken, Bananen
→ Heilerde von Luvos
→ 1 l Wasser mit 1 TL Kümmel, 1 EL Leinsamen und 1 kleinen, geschnittenen Kartoffel 10 Minuten kochen, abgießen und über den Tag verteilt warm oder kalt trinken
→ Nux moschata: Gedächtnisschwäche, möchte viel schlafen, fühlt sich schläfrig, durstlos, Verschlechterung durch emotionale Eindrücke, kleine Anlässe bringen durcheinander
→ Pulsatilla: ständig wechselnde Beschwerden, großes Verlangen nach Frischluft, Unverträglichkeit von schweren, fetten Speisen, wechselhafte Stimmung, durstlos

Ischiasbeschwerden/ Rückenschmerzen

Durch die hormonell bedingte Auflockerung des Gewebes können Ungleichmäßigkeiten im Körper zutage treten, die vorher so kompensiert wurden, dass sie keine Beschwerden gemacht haben. Beispielsweise kann ein Bein etwas länger sein als das andere. Mitunter ist die Wirbelsäule nicht optimal ausgerichtet und so entstehen hier und da kleine Verspannungen im Rücken oder Becken. Dadurch können Rückenschmerzen entstehen, die Sie vor der Schwangerschaft nicht hatten. Der Ischiasnerv zieht am Kreuzbein entlang, über das Gesäß in die Beine. Wird er nicht störungsfrei durchblutet oder gereizt, kommt es zu den typischen Ischiasschmerzen, die eben vom unteren Rücken bis in die Beine ziehen können.

Alles, was der ausgleichenden Lockerung und Durchwärmung dient, tut dann meistens gut:

→ Warmes Bad, Wärmflasche in den Rücken
→ Einreibung des Kreuzbeins und/oder des Rückens mit Arnika-Salbe (hilft aufgrund der Quetschung des Nervs)
→ Aconitum-Schmerz-Öl (hilft gegen den Schmerz)
→ Kupfersalbe rot (löst Verkrampfungen)
→ Akupunktur

Osteopathie/Cranio-Sacral-Therapie

Um der eventuellen Ungleichmäßigkeit in Ihrem Körper nachzukommen, also die Anzeichen zum Anlass zu nehmen, das zugunde liegende Übel aufzuspüren und auszugleichen, sind Osteopathie bzw. Cranio-Sacral-Therapie absolut empfehlenswert. Hier gilt nicht der tapfere Entschluss: »Es sind ja nur noch ein paar Wochen bis zur Geburt, das kann ich schon aushalten.« Die Schmerzen zeigen eine Blockade auf: Ein Körpergebiet ist nicht geschmeidig fließend, sondern am Ende seiner Kapazitäten und schmerzt deshalb. Das ist nicht gefährlich im eigentlichen Sinne, und dennoch ist diese Blockade in Ihrem Körper ein Störbereich im Sinne einer optimalen Voraussetzung für eine gute Geburt. Bei der Geburt werden alle Muskeln und Sehnen im Becken und unteren Rücken aufgefordert, sich bereitwillig zu dehnen, um Ihrem Kind den Weg durch Ihr Becken zu ebnen. Verkrampfte Teilmuskeln und gereizte Nerven behindern dabei. Sie können den Platz im Becken verkleinern oder zu vermehrten Wehenschmerzen führen.

Sie können es vergleichen mit einem Marathon-Lauf, auf den Sie sich vorbereiten. Würden Sie zehn Tage vorher Ischiasschmerzen bekommen, würden Sie sich auch behandeln lassen, um gut laufen zu können, anstatt zu sagen: »Ach, das halte ich schon aus.«

Geburtsvorbereitungskurs

Es ist jetzt an der Zeit, sich nach Geburtsvorbereitungskursen umzusehen.

Ist ein Geburtsvorbereitungskurs notwendig?

Nein, sicher nicht. Die Geburt ist ein stark körperlich und seelisch bestimmter Vorgang. Sie müssen nichts wissen, um gebären zu können. Und dennoch hilft es den meisten Frauen und Männern, einen genaueren Einblick zu bekommen in das Abenteuer Geburt, das ihnen bevorsteht. Der Kurs kann Sie unterstützen darin, sich besser einzustimmen auf die Geburt. Gerade dann, wenn Sie beruflich oder familiär viel mit anderen Dingen beschäftigt sind. Manchen Menschen hilft das Wissen über die Dinge, die auf sie zukommen, um gelassener damit umgehen zu können. Für manche Menschen ist es nervig, vielleicht auch störend.

Sicher ist, Sie sollten sich vorbereiten auf die Geburt. Sowohl der Mann, sofern er dabei sein will, als auch die Frau. Der Geburtsvorbereitungskurs kann dabei eine gute Hilfe sein.

Die Vorbereitung auf die Geburt sollte in der Frau das Gefühl stärken, dass sie ihr Kind gebären kann und die Geburt aus ihrer inneren Kraft heraus erleben wird. Dem Mann sollte sie Kenntnisse vermitteln, wie er seine Frau unterstützen kann. Die Präsenz des Mannes und das Gefühl von Sicherheit und Vertrautheit, das er für die Frau mitbringt in die Geburtssituation, ist von hohem Wert für viele Frauen. Die meisten Geburtsvorbereitungskurse werden für Paare angeboten. Manchmal sind die Kurse aufgeteilt in Abende für die Frauen und Abende für die Paare. Es gibt Wochenendkurse und durchlaufende Kurse über mehrere Abende.

Die Auswahl des Geburtsvorbereitungskurses hängt ab von der Wahl Ihres Geburtsortes. Dort, wo Sie zur Geburt hingehen wollen, sollten Sie auch den Kurs besuchen, um möglichst auf die Weise vorbereitet zu werden, die Sie dann auch erleben werden. Wenn Sie Ihre Geburt mit einer freiberuflichen Hebamme geplant haben, dann werden Sie bei ihr die Geburtsvorbereitung machen.

Wenn Sie noch nicht entschieden haben, wo Sie zur Geburt sein wollen, dann informieren und entscheiden Sie sich jetzt. Krankenhäuser und Geburtshäuser bieten regelmäßig Info-Abende an, um ihre Arbeitsweise und ihre Räume zu zeigen. Mit Beleghebammen und Hausgeburtshebammen treten Sie direkt in Kontakt, um ein informelles Erstgespräch zu verabreden.

Oft sind die Paare fast überfordert mit der Auswahl der verschiedenen Angebote. Weiß man doch beim ersten Kind nicht wirklich, was auf einen zukommt, und wird zum Teil überhäuft mit guten oder schlechten Ratschlägen. Vielleicht hilft Ihnen ein Blick in das Kapitel 7: »Die Geburt«, um einen genaueren Einblick zu bekommen, worum es bei der Geburt im Wesentlichen geht. Geburt ist ein Geschehen, das hauptsächlich von Hormonen, also von Instinkten und Bauchgefühl beeinflusst und gesteuert wird. Hören Sie also am meisten mit Ihrem Bauch, weniger mit Ihrem Kopf zu, wenn Sie sich informieren. Der erste Impuls ist oft der richtige. Für die Väter ist es weitaus schwieriger, mit dem Bauch hinzuhören. Denn in ihrem Bauch wächst das Kind nicht, das geboren werden will. Sie müssen dem Impuls ihrer Frauen vertrauen und sich dann über Gespräche und Kontakt einen eigenen Zugang zum ausgewählten Geburtsteam verschaffen. Den meisten Frauen ist es sehr wichtig, ihren Partner bei der Geburt an ihrer Seite zu wissen. Er vermittelt Sicherheit und Geborgenheit. Die meisten Väter wünschen sich, die Geburt ihres Kindes mitzuerleben und ihre Partnerin bei der Geburt zu unterstützen. Es kann aber natürlich auch mal anders sein. Sowohl gibt es Frauen, die sich freier fühlen, wenn ihr Partner nicht dabei ist, als auch Männer, für die die Geburt ein unbehagliches Geschehen ist, bei dem sie sich fremd und unsicher fühlen. Das hat weder etwas mit einer guten oder schlechten Paarbeziehung zu tun noch mit guter oder schlechter Elternschaft. Das Wichtigste in dieser Überlegung sollte immer die

eigene Wahrheit sein. Ist diese zu erkennen und zu formulieren, finden sich andere Wege, die Geburt gut zu planen. Väter, die zum Beispiel nicht mitkommen möchten zur Geburt, öffnen damit den Raum für eine Freundin, die der Frau den emotionalen Beistand bei der Geburt bieten kann. Oder die Frau entscheidet sich dafür, allein, in Begleitung ihrer Hebamme, zu gebären. So unterschiedlich wir Menschen sind, so unterschiedlich sind unsere Beziehungen zueinander. Bei der Geburt sollten nur Menschen zugegen sein, die in ihrer Kraft sind und sich dem Geschehen hingeben können. Gefühle wie Scham, Ängste und Rücksichtnahme tragen nicht dazu bei, Mutter und Kind gut durch die Geburt zu begleiten.

Vorsorge-Untersuchungen

Im Mutterpass wird durch das Eintragen der unterschiedlichen Gesundheitsparameter der Verlauf der Schwangerschaft deutlich. Das Wachstum des Kindes wird bei den Vorsorge-Untersuchungen ertastet, indem man den oberen Rand, also das Dach der Gebärmutter, durch die Bauchdecke gut fühlen kann. Je größer das Kind wird, desto genauer lässt sich auch die Größe des Kindes und die Fruchtwassermenge auseinanderhalten. Der obere Rand der Gebärmutter wird in der medizinischen Sprache Fundus genannt. Der

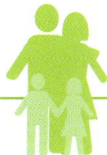

Für Familien

Wenn Sie schon beim ersten Kind einen Geburtsvorbereitungskurs besucht haben und die Informationen zum großen Teil schon kennen, suchen Sie nach Angeboten für Eltern, die schon geboren haben. Zum Teil bieten Hebammen Geburtsvorbereitung für Mehrgebärende an, zum Teil gibt es auch Konzepte der Geburtsvorbereitung für Familien. Dort sind dann die Geschwisterkinder mit einbezogen.

Viele Eltern bemerken wehmütig, dass sie die zweite oder dritte Schwangerschaft mit weit weniger Aufmerksamkeit erleben als die erste. Gerade im Hinblick auf dieses Gefühl der Wehmut, vielleicht gepaart mit einem latent schlechten Gewissen gegenüber dem Kind, dessen Schwangerschaft mehr so nebenher läuft, bietet sich ein zweiter Blick an auf das Angebot Geburtsvorbereitungskurs. Immerhin sind das feste Termine, in denen sich die Eltern gemeinsam nur auf das » neue« Kind konzentrieren und einstellen können.

Fundusstand wird im Mutterpass in dem so bezeichneten Gravidogramm eingetragen. Bei Mehrgebärenden steigt der Fundus meist schneller an als in der ersten Schwangerschaft. Ein hoher Fundus gibt zum Beispiel einen Hinweis auf Zwillinge, ein niedriger Fundus auf Wachstumsstörungen.

Neben dem Fundusstand finden Sie im Mutterpass die Spalte, in der die Kindslage eingetragen wird. Ob es also mit dem Kopf oder dem Po voran im Becken der Mutter liegt. Das ist ab der 30. SSW interessant, denn vorher bewegen sich die Kinder zum Teil noch so ungehemmt, dass man die Lage eigentlich nur variabel nennen kann. In der nächsten Spalte werden die Herztöne des Kindes eingetra-

gen. Die Aktivität des kindlichen Herzens lässt sich in der frühen Schwangerschaft nur über den bildgebenden Ultraschall zeigen. Ab der 20. SSW sind meist die Herztöne auch über ein akustisches Ultraschallgerät, ein sogenanntes Dopton, zu hören. Das Dopton ist ein kleines Gerät, das vor allem Hebammen in der Vorsorge und bei Geburten einsetzen, denn es kann gut zu Hausbesuchen mitgenommen werden. Vor der Erfindung des Ultraschalls hörte man mithilfe eines Hörrohres (Pinard-Rohr) die kindlichen Herztöne. Väter mit Geduld und guten Ohren können das Hörrohr mit fast dem gleichen Effekt durch eine leere Toilettenpapierrolle ersetzen. Vermutlich gelingt es aber erst am Ende dieses Schwangerschaftsdrittels, dem kindlichen Herzen ohne technische Hilfsmittel zuzuhören.

Über die gesamte Schwangerschaft hinweg sollten die Frauen beobachten, ob sich Krampfadern in den Beinen oder Wassereinlagerungen (Ödeme) in Händen oder Füßen zeigen. Durch den Tonus-Verlust der Muskulatur ist der Rückstrom des Blutes aus den Beinen wieder zurück zum Herzen schwächer. Daher kommt es nun leichter zu Ödemen, Krampfadern, Hämorrhoiden oder auch Verstopfung. Tipps, um den verringerten Rückstrom zu stärken, finden Sie im Absatz »Unterstützende Maßnahmen«, Kapitel 5.

Ödeme können aus unterschiedlichen Gründen auftreten. Es kann eine Auswirkung des hormonell bedingten Tonus-Verlustes sein, es kann aber auch eine Verschiebung im Elektrolyte-Haushalt anzeigen oder auch ein unspezifisches Frühsymptom für eine Gestose sein (siehe Kapitel 5: »Gestose«). Die Blutdruckkontrollen, die zu jeder Vorsorge-Untersuchung gehören, dienen der Früherkennung dieser Erkrankung.

Bewertung des Hb-Wertes

Die folgende Spalte des Gravidogrammes ist für den Eintrag des Hb-Wertes vorgesehen. Damit ist die prozentuale Menge von Hämoglobin im Blut gekennzeichnet. An dem Hämoglobin wird der Sauerstoff von der Lunge zu den entsprechenden Muskeln und Organen in unserem Körper transportiert. Ein niedriger Hb-Wert führt also zu Müdigkeit und Abgeschlagenheit, weil der Sauerstoff nicht so schnell an seine Zielorgane gebracht werden kann.

Für die Bildung von Hämoglobin braucht der Körper Eisen. Sinkt der Hb-Wert zu stark ab, wird die Aufnahme von Eisen verordnet (siehe Absatz »Unterstützende Maßnahmen«). Interessanterweise fällt der Hb-Wert physiologisch um 1-2 mg % bis zur 28. SSW ab. Man nimmt an, dass ein niedriger Hb-Wert mit einer erhöhten Immunabwehr zusammenhängt. So ist diese Veränderung nicht als Mangel, sondern als Gewinn zu verstehen. Ähnlich verhält es sich mit einem naturheilkundlichen Blick auf das Element Eisen. Es steht für Krieg und Kampf. Diese Energie sollte in der Schwangerschaft zurücktreten. Vielleicht verhilft auch der niedrige Hb-Wert den Frauen einfach dazu, einen Gang herunterzuschalten in der Dynamik ihres Lebens, um sich mehr auf den Rhythmus ihres Kindes einzustellen. Der Hb-Wert sollte nicht unter 10 mg % fallen.

Entschleunigung ist in diesem Zusammenhang ein wichtiger Begriff. Immer dann, wenn Sie versuchen wollen, herauszufinden, welches Verhalten im »normalen Leben« Ihrem Kind zuträglich ist, stellen Sie sich einfach vor, es wäre schon geboren und Sie trügen es auf Ihrem Arm. Dann sprinten Sie nicht mehr zur Straßenbahn oder erledigen zehn Telefonate hintereinander in einer Stunde.

Bei den Vorsorge-Untersuchungen wird regelmäßig der Urin kontrolliert. Zum einen können anhand der Urinprobe Harnwegsinfekte festgestellt werden, die vermehrt in der Schwangerschaft auftreten. Zum anderen kann über die Eiweiß-Ausscheidung der Niere eine beginnende Gestose erkannt werden (siehe auch Kapitel 5).

Schwangerschaftsdiabetes

Und schließlich deutet eine vermehrte Ausscheidung von Zucker im Urin auf einen möglichen Schwangerschafts-Diabetes hin. Weil die Zucker-Kontrollen im Urin allein nicht zufriedenstellend aussagekräftig sind, wird den Schwangeren zusätzlich geraten, einen Glucose-Toleranz-Test durchführen zu lassen. Dieser sollte zwischen der 24. und 28. SSW stattfinden, denn ein Schwangerschafts-Diabetes kann sich erst ab der 20. SSW entwickeln. Bei vielen Schwangeren mit erhöhten Blutzuckerwerten lässt sich durch vermehrte Bewegung und Ernährungsumstellung die Stoffwechselsituation optimal in den Griff bekommen. Nur ca. 20 % der Frauen mit Schwangerschafts-Diabetes müssen zusätzlich Insulin spritzen, um sich und ihr Kind gesund zu erhalten. Ein nicht behandelter Schwangerschafts-Diabetes führt bei den Ungeborenen zur allgemeinen Entwicklungshemmung. Die betroffenen Mütter bilden häufiger einen Diabetes Typ 2 innerhalb der nächsten Jahre aus.

Frühgeburtsbestrebungen

In der letzten Spalte der Mutterpass-Tabelle findet man Platz für den Eintrag einer vaginalen Untersuchung. Dabei wird die Beschaffenheit des Muttermundes ertastet.

Spürt die Frau vermehrt das Festwerden ihrer Gebärmutter, hat sie menstruationsähnliche Unterleibsschmerzen oder Druckgefühle nach unten, in ihr Becken hinein, sollte sie das bei den Vorsorge-Untersuchungen mitteilen oder auch dafür zeitnah einen Extratermin bei ihrem Arzt oder ihrer Hebamme vereinbaren.

Das alles sind Zeichen von Kontraktionen der Gebärmutter. Die Gebärmutter macht im Durchschnitt 15 Kontraktionen pro Tag. Ob diese Kontraktionen aber auf eine Frühgeburt hinweisen oder nur »Übungswehen« sind, lässt sich von außen schwer beurteilen. Dazu dient die vaginale Untersuchung.

In der 20. SSW ist die zweite Ultraschalluntersuchung vom Kind vorgesehen. Die Organe des Kindes sind nun schon alle angelegt und so lassen sich mit diesem Ultraschall schwere Behinderungen erkennen beziehungsweise weitestgehend ausschließen.

In der 24. SSW wird routinemäßig im Rahmen der Vorsorge-Untersuchungen noch einmal Blut abgenommen, um den zweiten Antikörper-Suchtest durchzuführen. Danach, also in der 28.–30. SSW, sollte die pränatale Anti-D-Prophylaxe bei den Schwangeren durchgeführt werden, deren Blutgruppe das Merkmal »Rhesusfaktor negativ« aufweist (siehe »Laboruntersuchungen« in Kapitel 3: »Vorsorge-Untersuchungen«).

Zwillinge oder auch mehr

Jede Schwangerschaft ist und bleibt ein Wunder, eine Zwillingsschwangerschaft aber umso mehr. Es sind Kinder, die sich vom Anbeginn ihres Lebens kennen, einen Raum teilen und die gleichen Erfahrungen machen. Es gibt spannende Erfahrungs- und Beobachtungsberichte, Mythen und Forschungen über die Besonderheit, zu zweit oder gar zu dritt gleichzeitig in einem Mutterbauch heranzuwachsen.

Aus den Beobachtungen von Zwillingskindern lässt sich eindeutig erfahren, dass jedes Kind, unabhängig von den äußeren Einflüssen (also der Mutter), aus sich selbst heraus seine eigene Individualität mitbringt. Die äußeren Bedingungen allein formen den Menschen nicht zu dem, was er ist und wird. Es ist eine Komposition aus der Seele, die ihre eigene Form, ihren eigenen Lebensauftrag mitbringt, und den Umständen, die ihr Wachstum begleiten.

Auch wenn eine Zwillingsschwangerschaft bei uns aus guten Gründen als Risikoschwangerschaft eingestuft und behandelt wird, war vor der Zeit der künstlichen Befruchtung, die vermehrt Zwillingsschwangerschaften entstehen lässt, auch jede 85. Schwangerschaft mit gleich zwei Kindern gesegnet. Der gesunde weibliche Körper ist durchaus so ausgestattet, dass er zwei Kinder auf einmal austragen, normal gebären und stillen kann. Sicher, es braucht mehr Kraft und Energie der Mutter als bei einem Kind, aber auch das ist, von der Physiologie aus betrachtet, ein natürlicher und gesunder Zustand oder auch Umstand.

Es werden häufigere Vorsorge-Untersuchungen empfohlen, weil sich zwei Kinder gut und störungsfrei entwickeln müssen und gleich gut wachsen und gedeihen müssen, um die Schwangerschaft aufrechtzuerhalten. Zusätzlich sind die hormonellen und körperlichen Beanspruchungen an den mütterlichen Organismus fast verdoppelt im Vergleich zu einer Schwangerschaft mit einem Kind.

Die häufigste Komplikation ist die Frühgeburt. Sei sie ausgelöst durch die Gebärmutter, die vorzeitig Wehen entwickelt (aufgrund ihrer Größe), oder ausgelöst durch eine vorzeitige Geburtseinleitung, weil eines der Kinder nicht mehr gut versorgt wird. Denn ernähren sich beide Kinder aus einer Plazenta, so kann ein Transfusionssyndrom auftreten, in dem das eine Kind dann deutlich besser versorgt wird als das andere Kind. In den Ultraschalluntersuchungen wird das Wachstum der Kinder und mit der Doppler-Sonographie die Durchblutungsqualität in den Blutgefäßen kontrolliert. Stellt man

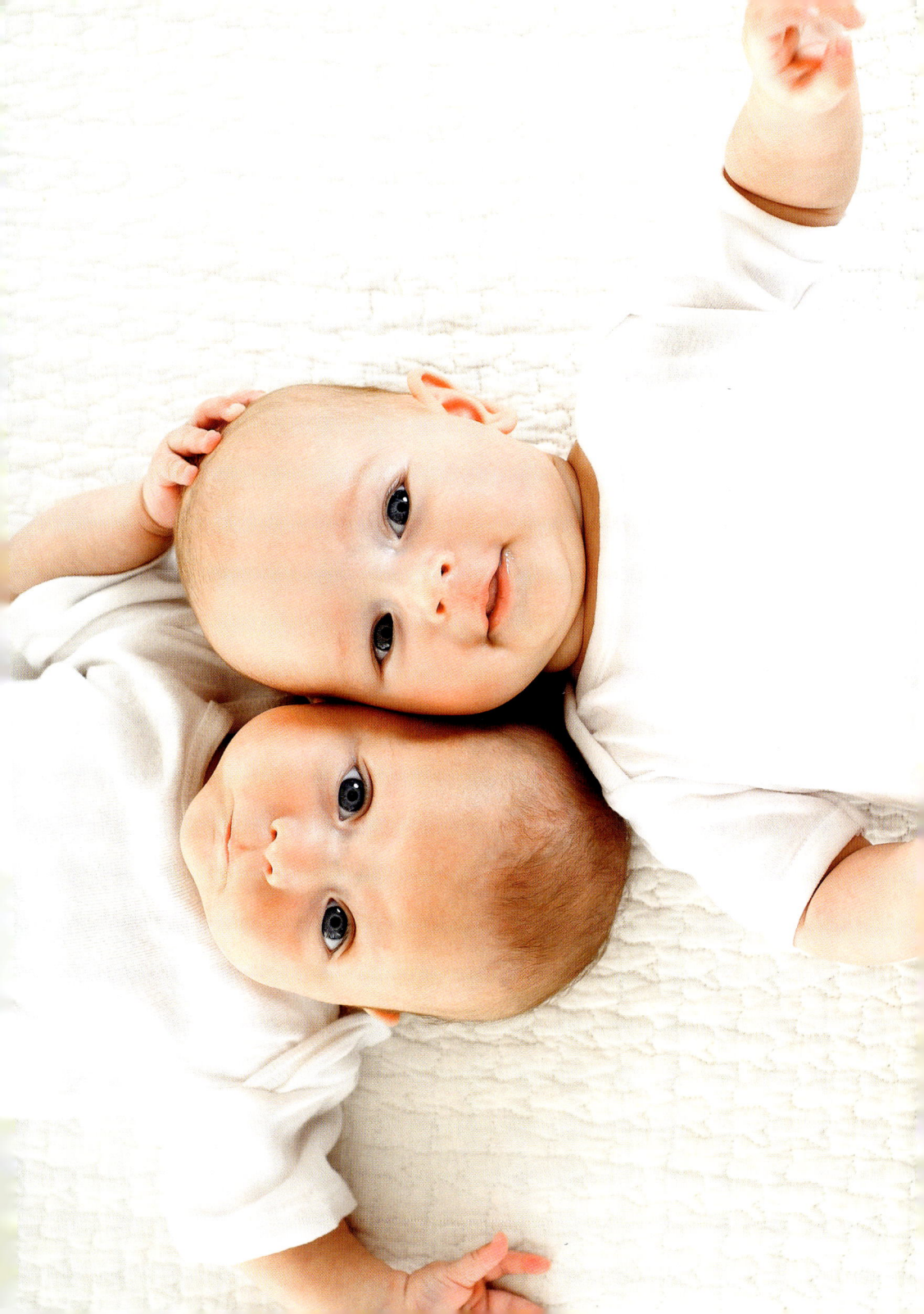

fest, dass ein Kind deutlich unterversorgt wird, so wird die Geburt eingeleitet.

Auch die Gestose, die eventuell eine Geburtseinleitung notwendig macht, tritt in Zwillingsschwangerschaften häufiger auf. Darum ist es ratsam, sich als Zwillingseltern mit dem Thema »Frühgeburt« (siehe Kapitel 5) bekannt und vertraut zu machen. Getreu dem Motto: »Wer den Regenschirm mitnimmt, der wird keinen Regen haben.« Es ist durchaus realistisch, dass die Kinder früher auf die Welt kommen und medizinische Hilfe der Kinderkliniken nötig haben, worauf man sich vorbereiten sollte.

Natürlich können Zwillinge ausgetragen werden, bis sie ausgereift sind für das Überleben außerhalb des Mutterbauches. Und auch darauf sollten Sie sich vorbereiten.

Es gilt also mit Zwillingen umso mehr, die allgemeinen Ratschläge zur Schwangerschaft zu beachten.

Die Mutter wird durch die höhere Herausforderung ihres Körpers schneller an ihre Grenzen kommen. Die Übelkeit in den ersten drei Monaten zum Beispiel kann doppelt so stark sein. Wie schon bei einem Kind beschrieben, wird sich bei Zwillingen die Zunahme des Blutvolumens, die Gewichtszunahme der Frau und die Veränderung der Hormone in stärkerem Maße auf das Wohlbefinden der Frau auswirken. So wird sie schon ab der 20. Schwangerschaftswoche zu Kurzatmigkeit neigen oder ein bisher unbekanntes Schnaufen beim Treppensteigen an sich beobachten. Mit zunehmender Größe des Bauches wird das Liegen im Bett, besonders das Umdrehen von der einen zur anderen Seite, ein Abenteuer.

Nehmen Sie es mit Humor. Und denken Sie daran, dass Sie Dinge des bisherigen Alltags jetzt anders regeln müssen:

Steht die Frau neben ihrem jetzigen Haupt-Beruf »Zwillinge in sich wachsen lassen und versorgen« noch in einem Arbeitsverhältnis, so kann das schneller zu einer Überforderung werden, die mit einer ärztlichen Freistellung aufgehoben werden kann. Sind schon Kinder in der Familie, so ist es hilfreich, eine Familienpflegerin bzw. Haushaltshilfe zur Entlastung der Mutter zu engagieren, damit sie neben ihrem Haushalt und dem Muttersein für die schon vorhandenen Kinder genügend Erholungszeiten hat, in denen sie »brüten« kann.

Das schon beschriebene soziale Netz um die Familie herum kann hier tatkräftig um Unterstützung gebeten werden. Jede Hilfe, die Sie von Freunden, Bekannten und Verwandten angeboten bekommen, sollten Sie unbedingt annehmen. Sei es, Einkäufe zu übernehmen, wenn Sie nicht mehr so mobil sind oder möglichst viel Ruhe einhalten sollen, sei es, bei Mehrgebärenden, mit den Geschwisterkindern Ausflüge zu unternehmen, die dem Ruhebedürfnis der Schwangeren entgegenstehen. Der werdende Zwillingsvater sollte sich seine Urlaubstage aufsparen für mögliche »Bettruhe«-Tage seiner Frau zu Hause, mögliche Krankenhausaufenthalte und die Zeit nach der Geburt.

Vorsorge-Untersuchungen finden in engeren Abständen statt, die Mutterschutzfrist nach der Geburt verlängert sich bei Zwillingen auf zwölf Wochen.

Insgesamt wird die Schwangerschaftsdauer mit Zwillingen eher auf 38 statt 40 Wochen gerechnet. Die Kinder entwickeln sich schneller zu zweit, so als wüssten sie, dass der Platz am Ende eng wird.

Die Betreuungsmöglichkeit durch Hebammen ist in einer Zwillingsschwangerschaft besonders unterstützend. Dadurch, dass Hebammen Hausbesuche machen können, ist die Entlastung der Frau bezüglich der vielen ärztlichen Untersuchungstermine offensichtlich. Neben all der Diagnostik, die auf Sie zukommt, ist die Hebamme diejenige, die Sie stärkt, in Ihrer gesunden Kraft zu bleiben. Bei den möglichen Komplikationen kann sie Ihnen unterstützende Maßnahmen empfehlen und zum Beispiel mit Massagen, Homöopathie und Gesprächen helfen, wieder in Ihre nährende Energie zurückzufinden. Sie wird mit ihren Händen an Ihrem Bauch Ihre Kinder kennenlernen und mit Ihnen zusammen den Kontakt zu den Kindern intensivieren. Haptonomie und Visualisierungen sind effektive und angenehme Möglichkeiten, die positiven Gefühle zu verstärken. Die ärztlichen Untersuchungen sind wichtig, um Sie mit Ihren Kindern optimal medizinisch durch die Schwangerschaft zu bringen, sie sind aber auch damit verbunden, sich immer wieder mit möglichen Gefahren auseinanderzusetzen zu müssen und damit die Sorgenspirale anzukurbeln. Sorgen sind Energie-Fresser und schwächen das gesunde Körper-Seele-System, das gerade jetzt so nötig gebraucht wird. Die Hebamme als Gesundheitsberaterin ist also gerade in einer Risikoschwangerschaft besonders wertvoll, weil sie ein Gegengewicht darstellt und damit zu einem Ausgleich beitragen kann.

Es gibt mehrere Ratgeber, Zeitschriften und Selbsthilfe-Gruppen zum Thema Zwillinge. Unterstützend und hilfreich ist der Austausch mit anderen Zwillingseltern. Es lohnt sich, in der näheren Umgebung nach Angeboten für Zwillingseltern zu suchen. Auch das Internet kann als Plattform für einen Austausch genutzt werden. Im Quellenverzeichnis finden Sie einige Empfehlungen.

Und doch, unterm Strich: Es ist eine ganz natürliche Sache. Es ist noch dringender, gut vorbereitet zu sein, Unterstützung und Hilfsangebote zu suchen und anzunehmen. Und dann braucht es nur noch das bewusste Erleben vom Wachstum des Bauches und der Kinder. Je mehr Anforderungen von außen auf Sie zukommen, umso wichtiger ist es, den Weg zurück zum Einfachen zu finden: das Geschenk zu genießen, dass sich zwei Kinder Ihnen anvertraut haben, um den Weg ins Leben zu finden.

KAPITEL 5

Die letzten drei Monate: Es zeigt sich

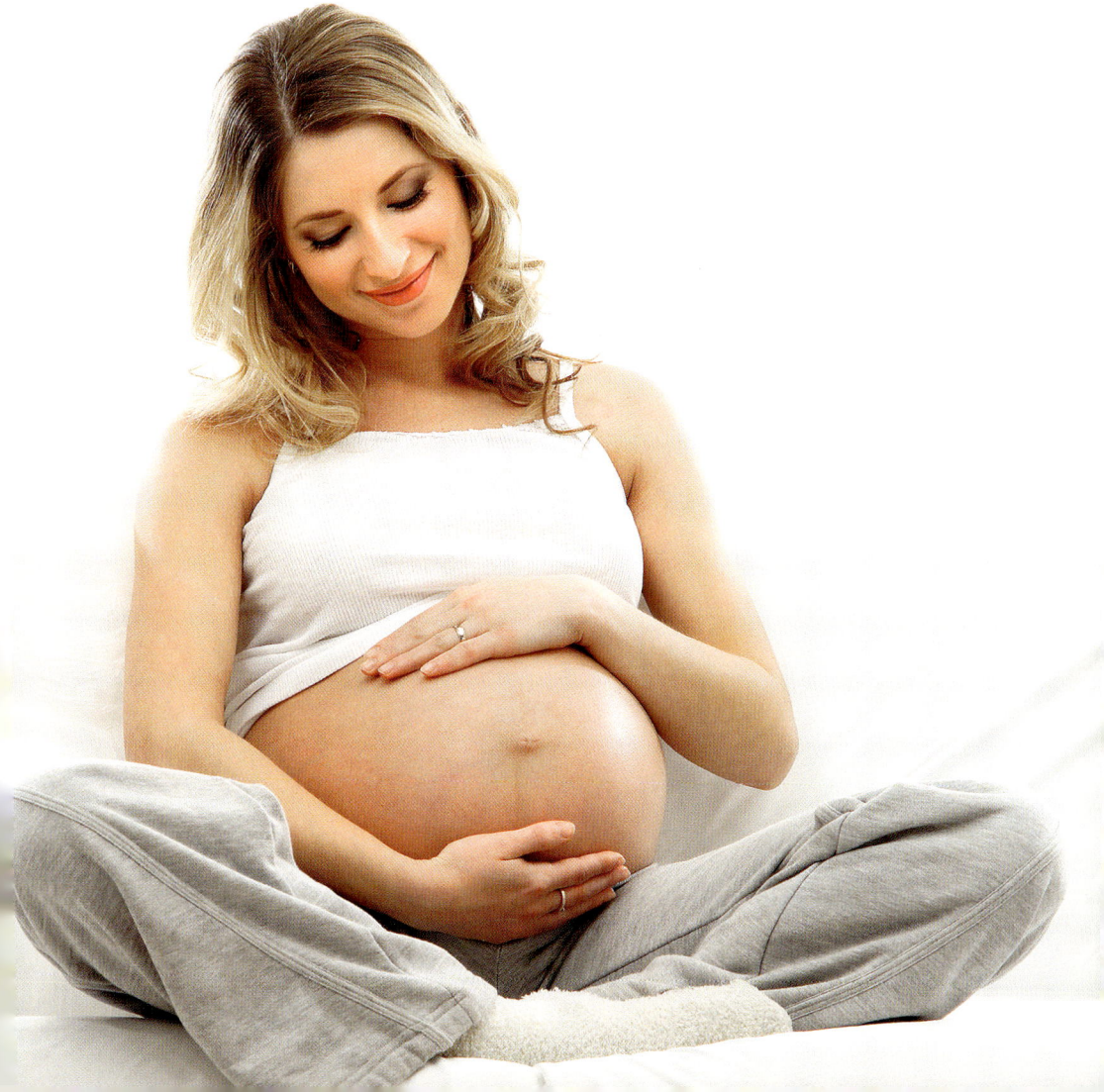

Ungefähr 1100 g, so viel wie ca. 2 Pfund Mehl, wiegt Ihr Kind in der 28. SSW. Darum feierte man früher das sogenannte Mehlfest. Ab dem Gewicht gestand man dem Kind eine reelle Überlebenschance zu, auch außerhalb des Bauches der Mutter. Heute überleben zwar inzwischen 70 % der Frühgeburten, die schon zwischen der 23. und 25. SSW geboren werden. Aber von diesen leidet jedes zweite Kind lebenslang an Gesundheitsproblemen oder ist schwerstbehindert. Es gilt also noch immer unbedingt, die Schwangerschaft bis zum Ende der 37. Woche zu erhalten.

Im Bauch der Mutter bereitet es sich unter optimalen Bedingungen vor auf das Leben nach der Geburt. Es wird versorgt mit Nahrung und Sauerstoff und auch mit den unterschiedlichsten Eindrücken, die über die Mutter in die kindliche Welt gelangen. Ab der 30. Woche beobachtet man bei den Ungeborenen, wie sich die Augen unter den geschlossenen Lidern bewegen. Sie reagieren auf Hell und Dunkel. Neben den Geräuschen und Stimmen der Außenwelt nehmen sie auch teil am Leben der Mutter. Alles, was sie erlebt, erlebt ihr Kind gewissermaßen mit. Steigt ihr Adrenalinspiegel in einer gefährlichen Situation, so bekommt ihr Kind den erhöhten Stressfaktor über das Blut mit, ist also auch im Stress. Sind die Frauen in einer wohlwollenden Umgebung und erlauben sich, ihre Lebendigkeit zu genießen,

wird ihr Kind Lebendigkeit kennenlernen. Kaum eine Zeit im Leben fordert die Frauen mehr dazu auf, es sich gut gehen zu lassen, als ihre Schwangerschaften. Nicht umsonst funktioniert das Gedächtnis nicht mehr so gut, ist eine schwangere Frau nicht mehr so tüchtig im Sinne von Pflichterfüllungen. Es ist eine kreative Zeit, eine träumerische Zeit, eine »Unter-Umständen-anders-Zeit«.

Und da sollten nicht die Einschränkungen im Vordergrund stehen, nicht der Verzicht, sondern es sollte eine Zeit der Fülle sein. Schwangere Frauen sollten spüren und annehmen lernen, dass sie geehrt und gewürdigt werden von der ganzen Gesellschaft. Dass sie sich Zeit nehmen dürfen für ihre Grundbedürfnisse, wie gutes Essen, schlafen, angenehme Aktivitäten in der Natur, Kontakt und Nähe zu den geliebten Menschen um sie herum. Sie brauchen in dieser Zeit nicht zu funktionieren für andere Belange als die ihrer Familie. Sie müssen nicht mehr verständnisvoll sein für »ander Leut's« Probleme. Sie dürfen etwas egozentrisch sein und sich ihre Welt möglichst schön gestalten, denn in ihrer Welt wächst ein neuer Mensch.

Die Entwicklung des Kindes – Lagebestimmung

Im letzten Drittel der Schwangerschaft liegen die meisten Kinder längs im Bauch

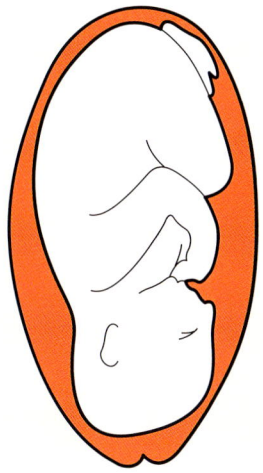 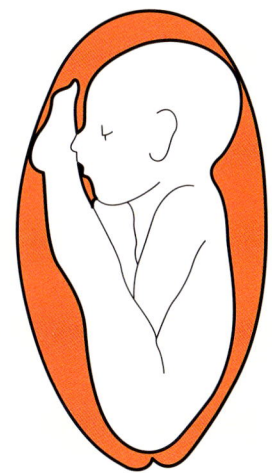

der Mutter. Sie drehen sich um ihre Längsachse, mal auf die eine, mal auf die andere Seite mit ihrem Rücken. Manche Kinder haben ihre Lieblingsposition und bewegen sich fast nur noch mit ihren Armen und Beinen. Purzelbäume werden aber jetzt beschwerlich und damit eher selten.

Der Bewegungsdrang ist von Kind zu Kind sehr unterschiedlich. Manche Kinder bewegen sich so viel und kräftig, dass es für die Mutter unangenehm bis schmerzhaft werden kann. Andere Kinder verhalten sich ruhiger und werden in ihren Bewegungen fast nur wahrgenommen, wenn die Mutter zur Ruhe kommt, sich hinlegt und damit der Bauch entspannt und weicher wird. Auch hängt die Möglichkeit der Bewegungen davon ab, wie viel Fruchtwasser in der Gebärmutter ist.

Je mehr Wasser, umso leichter ist es, sich zu bewegen.

Um herauszufinden, wie Ihr Kind in der Gebärmutter liegt, beobachten Sie seine Bewegungen. Am deutlichsten spüren Sie die Beine. Liegt Ihr Kind also mit dem Kopf nach unten, so spüren Sie oberhalb Ihres Bauchnabels die Tritte der Füße, die dann auch als kleine Beulen zu sehen sind. Manchmal entstehen zwei Beulen, eine mehr rechts, eine mehr links im oberen Teil des Bauches. Dann streckt Ihr Kind vermutlich gerade seine Beine lang und so wölbt sich der Po als eine Beule und die Füße als zweite Beule an Ihrem Bauch aus. Unterhalb des Bauches werden die Bewegungen der Arme und Hände oft als ein feineres Gefühl wahrgenommen. Von außen kann man die Armbewegungen kaum sehen.

Liegt Ihr Kind in Beckenendlage, gleichbedeutend mit Steißlage, also mit dem Po nach unten, so sind die Beine meistens wie im Klappmesser lang ausgestreckt und damit nicht so beweglich. Sie spüren dann weniger Tritte und Bewegungen. Der Kopf Ihres Kindes drückt sich mal mehr, mal weniger nach oben, bewegt sich aber nicht so hin und her, wie der Po das tun kann. Denn der Kopf ist, wie unserer auch, der sensibelste Teil des Körpers. Wir mögen es nicht, wenn jemand an unserem Kopf drückt, und so reagieren auch die Kinder mit ihrem Kopf auf Berührungen von außen wenig oder gar nicht.

So lässt sich auch besser verstehen, warum sich die Kinder kopfüber in die Gebärmutter legen: Der empfindsame Kopf ist vom Becken der Frau gut geschützt vor Berührungen von außen.

Die Bewegungen Ihres Kindes werden Sie nun schon manchmal als kleine Wellen, die Ihren Bauch bewegen, beobachten können. Der Kontakt zu Ihrem Kind ist für Sie als Eltern direkter und deutlicher geworden. Sie spüren, ob es gerade ruhig in Ihrem Bauch ist, ob Ihr Kind wach ist oder ob es gerade seine Turnstunde hat und somit seinen eigenen Körper kennenlernt und herausfindet, wie und was es damit anfangen kann.

Es nimmt nun immer mehr teil an Ihrer Welt und lernt die Geräusche Ihres Alltages kennen. Ihre Fragen, ob dieses oder jenes gut ist für Ihr Kind, beantwortet es

jetzt bereits selbst. Wenn Sie zum Beispiel laute Musik hören, einen engen Hosenbund über dem Bauch tragen oder nachts in einer bestimmten Position im Bett liegen, kann Ihr Kind sich bemerkbar machen über seine Bewegungen, wenn es sich damit unwohl fühlt. Intuitiv verstehen Sie an der Art und Weise der Bewegungen, ob Ihr Kind damit Unwohlsein oder Freude ausdrückt.

Ihr Baby reagiert auf Licht, auf Geräusche, auf Stimmen und Berührungen des Bauches. Wenn Sie schon mehrmals schwanger waren, finden Sie die Unterschiede im Verhalten Ihrer Kinder langsam heraus. Manche Kinder haben ein enorm großes Bewegungsbedürfnis, andere sind eher ruhig und fast nur zu spüren, wenn sich die Mutter Zeit nimmt oder sich hinlegt. Einige Kinder sind eher scheu, verhalten sich still, wenn eine andere Person am Bauch fühlt. Manche Kinder scheinen darauf zu warten, auch andere Menschen kennenzulernen. Sie antworten recht schnell mit einem kleinen Tritt gegen die Hand. Es braucht jedoch fast immer etwas Zeit, bis das Kind im Bauch wahrnehmen kann, ob der Kontakt, der von außen kommt, bedrohlich oder liebevoll ist. Erst wenn das Kind spürt, dass ihm keine Gefahr droht, wird es beginnen, sich mit Bewegungen zu zeigen (siehe Abschnitt über Haptonomie in Kapitel 4).

Für unser Zeitempfinden als Erwachsene entwickeln sich die Kinder sehr schnell. In den ersten drei Monaten brauchte Ihr

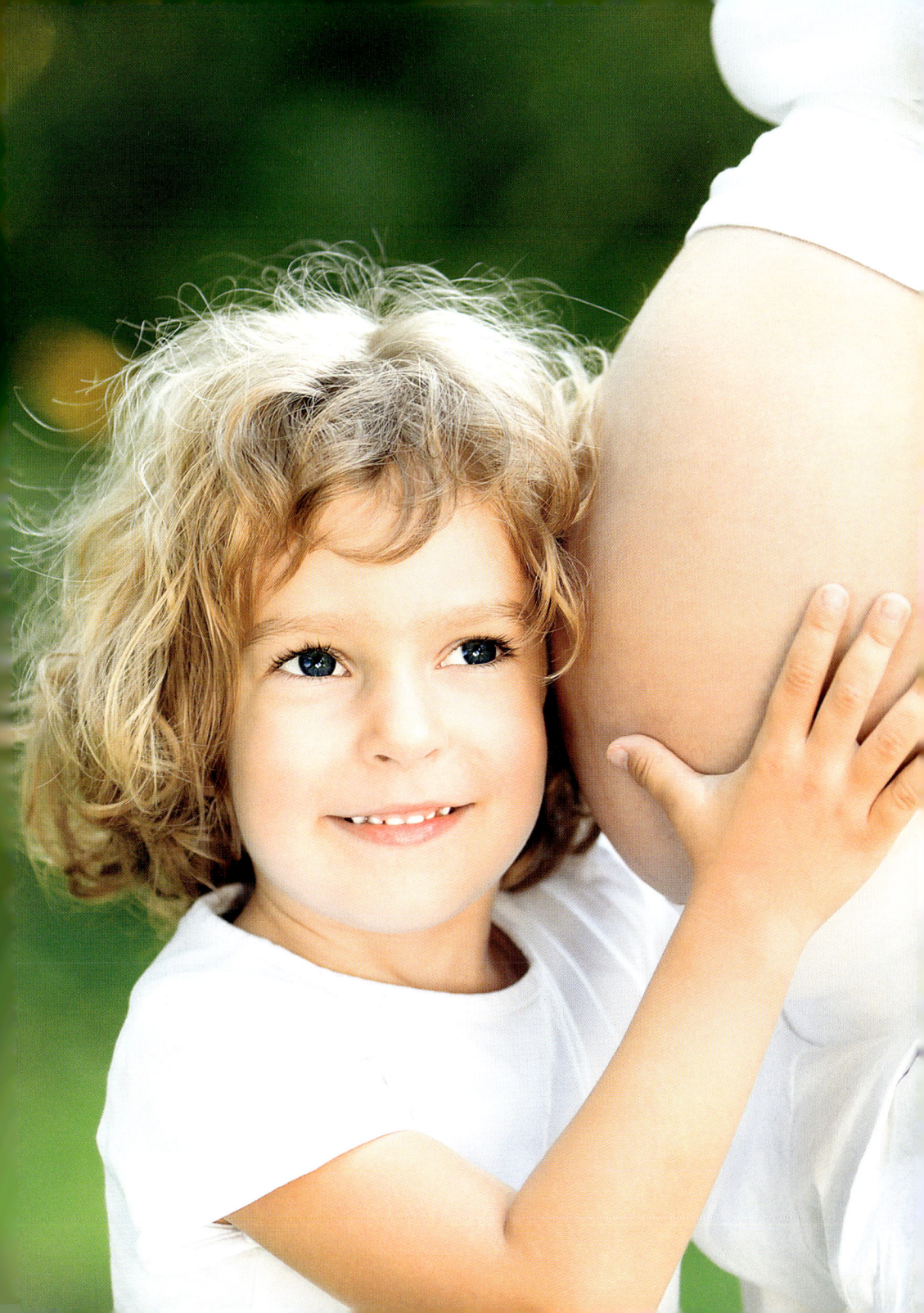

Kind Ihre Gebärmutter, um sich dort recht unabhängig, für sich in seinem Kosmos, zu entwickeln. Nun nimmt es teil an Ihrem Leben, hört, was Sie hören, nimmt wahr, ob Sie liegen oder laufen.

Es nimmt wahr und es will wahrgenommen werden.

Bedenkt man, wie viel Aufmerksamkeit ein Baby nach der Geburt braucht, erklärt sich das zunehmende Bedürfnis Ihres Kindes nach Aufmerksamkeit im Verlauf der Schwangerschaft. Seinen eigenen Kosmos der ersten drei Monate hat es längst gesprengt. Ihr Kind braucht weiterhin Ihren Körper für sein Wachstum, es braucht nun aber auch Ihre emotionale Bezogenheit. Diese emotionale Nähe entsteht meist aus sich selbst heraus. Der Bauch wird runder, er lässt sich, sowohl von der Mutter als auch von dem Vater, nicht mehr übersehen. Die Bewegungen des Kindes erinnern die Eltern ständig an seine Präsenz.

Körperliche Vorgänge der Frau

Je mehr Platz das Kind in Ihrem Bauch einnimmt, um so mehr wölbt sich der Bauch nach außen. Rein anatomisch betrachtet liegt das Kind aber in Ihrer Körpermitte, also in dem Raum zwischen Ihrem Rücken und Ihrem Bauch. Das Gewicht der wachsenden Gebärmutter verlagert Ihren Körperschwerpunkt nach vorne, in Richtung des Bauches. Dann arbeiten die Rücken-

muskeln vermehrt, damit Sie nicht nach vorne umkippen. Für Ihren Körper und auch für die optimale Lage Ihres Kindes ist es ratsam, nun vermehrt auf Ihre Körperhaltung zu achten. Wenn Sie Ihr Hohlkreuz ausgleichen, indem Sie Ihr Becken ein wenig nach vorne, also unter den Bauch schieben, stehen Sie mehr im Lot, also im Gleichgewicht, ohne besondere Anspannung der Rückenmuskeln. Sie können das am besten im Spiegel beobachten. Stellen Sie sich seitlich vor einen Spiegel. Wenn Sie mit durchgedrückten Beinen stehen, werden Sie sehen, wie Ihr Bauch quasi aus Ihrer Mittellinie herausfällt. Nun legen Sie Ihre Hände zu Ihrem Kind an den Bauch, stellen sich vor, Ihren Rücken von innen weich werden zu lassen und laden Ihr Kind ein, sich in Ihren Rücken zu legen. Gleichzeitig lassen Sie Ihre Knie weich werden und kippen Ihr Becken leicht nach vorne. Schauen Sie nun wieder in den Spiegel. Sie sollten jetzt eine Veränderung wahrnehmen können. Ihr Bauch scheint ein wenig kleiner geworden. Sie haben Ihr Kind mehr in sich aufgenommen. In dieser Haltung können Sie auch gehen, es braucht vielleicht ein wenig Übung, weil es ungewohnt ist.

Beim Sitzen sollten Sie ebenfalls darauf achten, Ihren Rücken gerade aufzurichten, also das Hohlkreuz auszugleichen. Manchmal kann ein kleines Höckerchen für die Füße sehr unterstützend dabei sein.

Durch das zunehmende Gewicht des Bauches, die Wassereinlagerungen im Gewebe und das Weichwerden des Körpers werden die Bewegungen des Alltags langsamer und anstrengender. Das ist ganz gut so, denn es unterstützt die werdende Mutter darin, sich mehr und mehr dem Tempo und den Bedürfnissen ihres Kindes anzupassen. Der Körper leistet jetzt auch in Ruhe deutlich Mehrarbeit. So darf die schwangere Frau ihren Körper in seinen Veränderungen mit Interesse wahrnehmen und ihn pflegen.

Beim Stehen zum Beispiel werden die Beine schneller schwer. Oft wird der Schlaf leichter, das Umdrehen im Bett wird zu einer kleinen Aufgabe. Die Rückenlage wird oft unangenehm. Manche Frauen bemerken, dass ihnen unwohl wird, wenn sie auf dem Rücken liegen. Dabei handelt es sich um das Vena-cava-Syndrom: Die große Vene, die das Blut aus den Beinen zurück zum Herzen bringt, kann abgedrückt werden, je nachdem, wie Ihr Kind gerade in Ihrem Bauch liegt. Der Blutkreislauf wird also behindert und so spüren Sie Luftarmut, Übelkeit oder leichtes Schwitzen wie bei einem niedrigen Blutdruck. Dann brauchen Sie sich einfach nur auf die Seite zu legen und schon ist der Spuk vorüber. Im Schlaf machen Sie das automatisch. Wenn der Bauch in Seitenlage zu schwer wird, helfen sich viele Frauen damit, ein Kissen, oft auch ein Stillkissen,

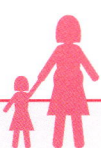

Für Frauen mit Geburtserfahrung

Wahrscheinlich werden Sie häufiger ein Ziehen spüren in den Leisten oder dem unteren Rücken. Die Mutterbänder melden sich dort zu Wort. Oder auch einfach die Muskel- und Sehnengruppen, die den gewichtigen Bauch tragen und stützen. Je öfter Sie schwanger sind, umso mehr von diesen »Zipperlein« werden Sie vermutlich spüren. Sie sind komplett unbedenklich, zeigen eben nur die Herausforderung des Körpers, die wachsende Gebärmutter zu tragen. Sie sollten mit Wohlwollen und Hinwendung in Form von Ruhephasen, Massagen, Bädern oder was immer Ihnen guttut, beantwortet werden. Oft spüren Sie in einer Folge-Schwangerschaft auch mehr die Kontraktionen der Gebärmutter. Sogenannte Übungswehen. Damit der Gebärmuttermuskel am Tage der Geburt genügend Kraft in sich hat, muss er, wie jeder andere Muskel unseres Körpers, trainiert werden. Meist merkt davon die Frau in ihrer ersten Schwangerschaft nichts oder wenig. Es ist eben jede Schwangerschaft anders.

unter den Bauch zu legen. Die Nächte sind jetzt häufig unterbrochen von einem oder mehreren Gängen zur Toilette, denn die Harnblase hat nicht mehr genügend Platz für größere Mengen Urin.

Durch das Weicherwerden des Körpergewebes können Schmerzen im Becken auftreten. Manchmal vorne, an der Symphyse (Schambeinfuge), dann ist deutlich jeweils der Beginn einer Bewegung aus der Ruhe heraus schmerzhaft, manchmal ist es der Ischiasnerv, der in der Kreuzbeingegend gereizt wird und dann ausstrahlende Schmerzen über den Po in die Beine erzeugt.

Aus Verspannungen im Nacken, kombiniert mit Ödemen, kann ein Karpaltunnelsyndrom entstehen. Die Finger kribbeln dann oder werden taub.

In diesem letzten Drittel der Schwangerschaft tut es oft besonders gut, massiert zu werden. Körperberührungen können Ihnen helfen, sich in Ihrem sich wandelnden Körper wieder sicher und wohl zu fühlen. In der ayurvedischen Medizin gibt es spezielle Ganzkörpermassagen für schwangere Frauen zum Schutz von Mutter und Kind. Auch klassische Massagen, immer orientiert am Wohlgefühl der Frau, sind wunderbar.

Den Bauch zu massieren und zu ölen, ist wohl recht bekannt. Es ist gut, ihn zu pflegen. Wie hilfreich die Massagen gegen Schwangerschaftsstreifen sind, wage ich nicht zu beurteilen. Sicher hängt der Erfolg aber mehr von der Intensität der Massage und deutlich weniger von der Beschaffenheit des Öles ab.

Seelische Vorgänge der Frau

Die Verbindung zu Ihrem Kind wächst mit der Ausdehnung Ihres Bauches. Deutlich wird das Miteinander auf der körperlichen Ebene: Wenn Ihr Kind sich beschwert, weil Sie in einer bestimmten Position sitzen, zum Beispiel. Schon längst haben Sie sich daran gewöhnt, nicht mehr auf dem Bauch zu schlafen, denn dann wird es Ihrem Kind ungemütlich. Vielleicht haben Sie auch bemerkt, dass Ihr Kind auf Ihre Befindlichkeiten reagiert. Wenn Sie Streit haben mit Ihrem Chef zum Beispiel, oder sich Sorgen machen, weil Ihr Mann von einer langen Autofahrt nicht zum erwarteten Zeitpunkt zu Hause ankommt. Es nimmt teil an Ihrem Leben und an Ihren Gefühlen.

Vermutlich spüren Sie die Bewegungen Ihres Kindes immer dann vermehrt, wenn Sie selbst zur Ruhe kommen. Einerseits, weil Sie dann mehr darauf achten können, andererseits, weil es Ihrem Kind wohl gefällt, wenn Sie die Zeit haben, sich ihm zuzuwenden.

Es tut Ihnen beiden gut, miteinander in Ruhe im Kontakt zu sein. Sicher nicht den ganzen Tag, und doch können Sie nicht mehr »nebenbei« schwanger sein. Das Mutterwerden, und es ist ja eigentlich schon ein Muttersein, wird zu Ihrem Hauptberuf, spätestens jetzt, in den letzten zwölf Wochen.

Wenn Sie mit vollem Engagement in Ihrem Beruf stehen, kann nun ein Konflikt entstehen, den ich hier näher beleuchten möchte.

In Ihrem Beruf kennen Sie sich aus. Sie haben einen Plan gemacht, wie und wann Sie Ihre Arbeit abschließen werden zu Beginn des Mutterschutzes. Natürlich nur unter der Voraussetzung, dass mit der Schwangerschaft alles in Ordnung ist.

Nur: Die Signale Ihres Kindes, auch die der Schwangeren in Ihnen, die sind neu für Sie, darin kennen Sie sich nicht aus. Wenn Sie müde sind, so sind Sie es vielleicht gewohnt, sich zusammenzureißen, einen Kaffee zu trinken und dann geht das schon wieder vorbei. Ihr Körper leistet aber jetzt deutlich mehr Arbeit als früher und hat eine Pause, vielleicht sogar ein Mittagsschläfchen verdient. Ihr Kind sucht nach Ihrer Aufmerksamkeit, möchte in Ihrem entspannten Bauch ein wenig toben, und hätten Sie nur die Zeit dazu, würden auch Sie eigentlich jetzt viel lieber auf dem Sofa liegen, Ihren runden Bauch berühren und mit Ihrem Kind spielen.

Aber weil Sie die Zeit nicht haben, spüren Sie Ihr eigenes, noch völlig neues Bedürfnis vielleicht gar nicht. Es ist viel zarter und leiser als das Telefonklingeln in Ihrem Büro oder der neue Kunde im Laden, der bedient werden will. Vielleicht auch zarter als der innere Wunsch, beim Altbewährten zu bleiben.

Die Stimmen der Außenwelt sind auch lauter als Ihr Kind in Ihrem Bauch. Noch schreit es nicht oder zupft ungeduldig am Ärmel, um auf sich aufmerksam zu machen.

Wenn Sie sich vorstellen, dass Ihr Kind schon jetzt auf die Welt käme, würden Sie in Ihrem Beruf sofort alles liegen und stehen lassen, um Ihr Kind zu versorgen und ihm das Wichtigste, das es neben der Intensivmedizin einer Frühgeborenen-Station braucht, zu geben, nämlich Ihre Nähe: körperlich, emotional und gedanklich.

Nun ist Ihr Kind glücklicherweise gut versorgt in Ihrer Gebärmutter mit 24 Stunden täglicher körperlicher Nähe und Geborgenheit. Doch die gedankliche und emotionale Nähe ist nicht so selbstverständlich vorhanden. Sie ist abhängig davon, welche Themen zusätzlich Ihre Gedanken beschäftigen und Ihre Gefühle bestimmen. Stellen Sie sich vor, Sie wären an einem Ort, an dem Sie gerne sind, zum Beispiel in den Bergen oder am Meer. Sie müssten sich um nichts weiter kümmern als um sich selbst. Ganz selbstverständlich würde sich Ihr inneres Erleben mehr um Ihre wachsende Bindung zu Ihrem Kind drehen, wie auch immer die sein mag. Das ist ja letztlich ein außerordentlich persönlicher und individueller Prozess. Er nähme sich aber, und das ist eben nicht individuell, bei fast jeder Schwangeren seinen Raum. Und so liegt es an Ihnen, in Ihrem Alltag sich ein Feld zu schaffen, das zunächst frei ist von anderen Anforderungen, in dem diese Bindung entstehen kann.

Ganz praktisch bedeutet das, dass Sie sich beobachten in Ihrem Berufsalltag, ob es Ihnen möglich ist, während der Arbeitszeit sich selbst in Ihrem innerlichen Befinden und Ihr Kind in seinem Sein wahrzunehmen. Sitzen Sie zum Beispiel im Büro, so kann es durchaus sein, dass Sie merken, wie Ihre Aufmerksamkeit immer mal wieder abgelenkt wird von Ihrer Tätigkeit auf Ihren Bauch. Sie sind vermutlich nicht mehr so effektiv, nicht mehr so schnell wie früher. Daran erkennen Sie, dass sich die natürlichen Veränderungen in Ihren Berufsalltag integrieren. Sie sind schon eine Andere geworden. Eine hochschwangere Frau ist anders als eine nichtschwangere Frau. Nicht nur, weil sie einen runden Bauch hat. Sie ist langsamer, sie ist weicher und runder, im Innen und Außen. Sie kann nicht mehr, wie vorher, gut mit Konflikten oder Missstimmungen umgehen. Sie ist harmoniesüchtig. Und das ist gut so, weil sich in ihr die Bedürfnisse ihres Kindes zeigen. Dieses kann sich besser entfalten und wachsen in einer Welt – und die Mutter ist die Welt für das Kind –, in der der Himmel blau und der Wind ruhig ist, anstatt in einer Welt mit dicken Wolken und Gewitter.

Diese Veränderung ist notwendig für eine gesunde Schwangerschaft. Und manchmal findet sie in den Anforderungen, die Sie vielleicht vor allen anderen selber an sich haben, im Alltag nicht statt. Dann sollten Sie sich bewusst dafür entscheiden, Ihre beruflichen Anforderungen zu reduzieren, damit das Neue in Ihnen sich ausdehnen kann. Vielleicht fühlen Sie sich gelangweilt, wissen auf Anhieb gar nichts mit sich anzufangen. Das macht nichts, es ist immer so, wenn etwas Neues entsteht. Lassen Sie zu, dass Sie sich verändern, dass aus der Frau in Ihnen eine Mutter wird.

Planen Sie einfach ab jetzt Ihr Muttersein ein in Ihren Alltag. Stellen Sie sich um. Bauen Sie Zeiten ein, in denen Raum entstehen kann für Ihre neuen Gefühle. Es gibt da viele Möglichkeiten: Spaziergänge, Mittagspause mit sich und Ihrem Baby allein, gemütliche Stunden mit Ihrem Mann zusammen, Yoga, Visualisierungen, Malen, Musizieren, Handarbeiten. Beim Stricken zum Beispiel sind Ihre Hände beschäftigt, Ihr Geist aber nur so wenig, dass Ihr Unterbewusstsein und Ihre emotionale Ebene Raum bekommen.

Diese recht ausführlich beschriebenen Gedanken zur Umstellung und veränderten Ausrichtung des Alltags sollen dazu dienen, die Schwangerschaft gesundzuerhalten und eine gute Geburt vorzubereiten.

Oft merken die Frauen erst, wenn sie durch Komplikationen »gezwungen« werden, wie anstrengend es war, das »alte« Leben aufrechtzuerhalten. Und wie leicht

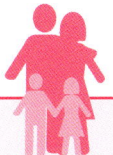

Für Familien

Sind schon Kinder in Ihrem Alltag, hat der Umwandlungsprozess von der Frau zur Mutter schon stattgefunden. Und dennoch werden Sie bemerken, dass Sie sich aus dem turbulenten Leben mit Ihren Kindern gerne etwas zurückziehen möchten. Abenteuerausflüge mit vielen Menschen, Krach und Toberei werden anstrengender, es passt einfach nicht mehr zu Ihrem momentanen Zustand. Die natürlichen Veränderungen Ihres Körpers machen es Ihnen leicht. Durch den größer werdenden Bauch schränkt sich die Lust und die Schnelligkeit bei der körperlichen Bewegung von selber ein. Das Tragen der Geschwisterkinder fällt zunehmend schwerer. Die Aktivitäten reduzieren sich da von selbst, wenn Sie Ihren Körper achten. Ihre »großen« Kinder können Sie mit einbeziehen in die Veränderungen, die die Ankunft des neuen Babys mit sich bringt. Gemeinsam lässt sich der Bauch einölen, beim Vorlesen von Geschichten liest man direkt beiden Kindern vor.

Und dennoch trauern manche Mütter der ersten Schwangerschaft nach, in der sie mehr Zeit bewusst mit ihrem wachsenden Kind im Bauch verbracht haben. Da kann es hilfreich sein, sich zum Beispiel in Form eines Schwangeren-Yoga-Kurses, von Schwangerschaftsgymnastik oder Schwangeren-Schwimmen eine feste Auszeit einzuplanen, in der Sie Ihre Aufmerksamkeit ganz allein auf sich und das neue Kind richten können. Insgesamt aber ist Ihr Kind natürlicherweise mehr angebunden an Ihre Gefühlswelt, weil Sie schon in einem Mutter-Kind-gerechten Alltag leben, ganz anders als die Frau, die beispielsweise in einem Beruf steht, der ihre Aufmerksamkeit auf männlich-dominierte Verhandlungen und Aufträge lenkt und bei der ein genau einzuhaltender Zeitplan jede Form von Kreativität und Lebendigkeit ausschließt.

es ist, sich dem »Neuen« hinzugeben, wenn das Alte einmal losgelassen ist. Der Körper ist klug und stark. Er »zwingt« die Frauen mitunter, wenn es ihnen aus sich selbst heraus nicht gelingt. Zum Beispiel durch extreme Stresssymptomatiken wie Schlaflosigkeit, vorzeitige Wehen oder erhöhten Blutdruck. Natürlich können alle diese Erkrankungen auch andere Ursachen haben, des Öfteren aber reguliert sich das Krankheitsbild wieder zum Gesunden hin, wenn der Umstellungsprozess der Frau zur Mutter vollzogen ist. Und es braucht mitunter kein einziges Medikament, lediglich, und das ist ja tatsächlich leichter gesagt als getan,

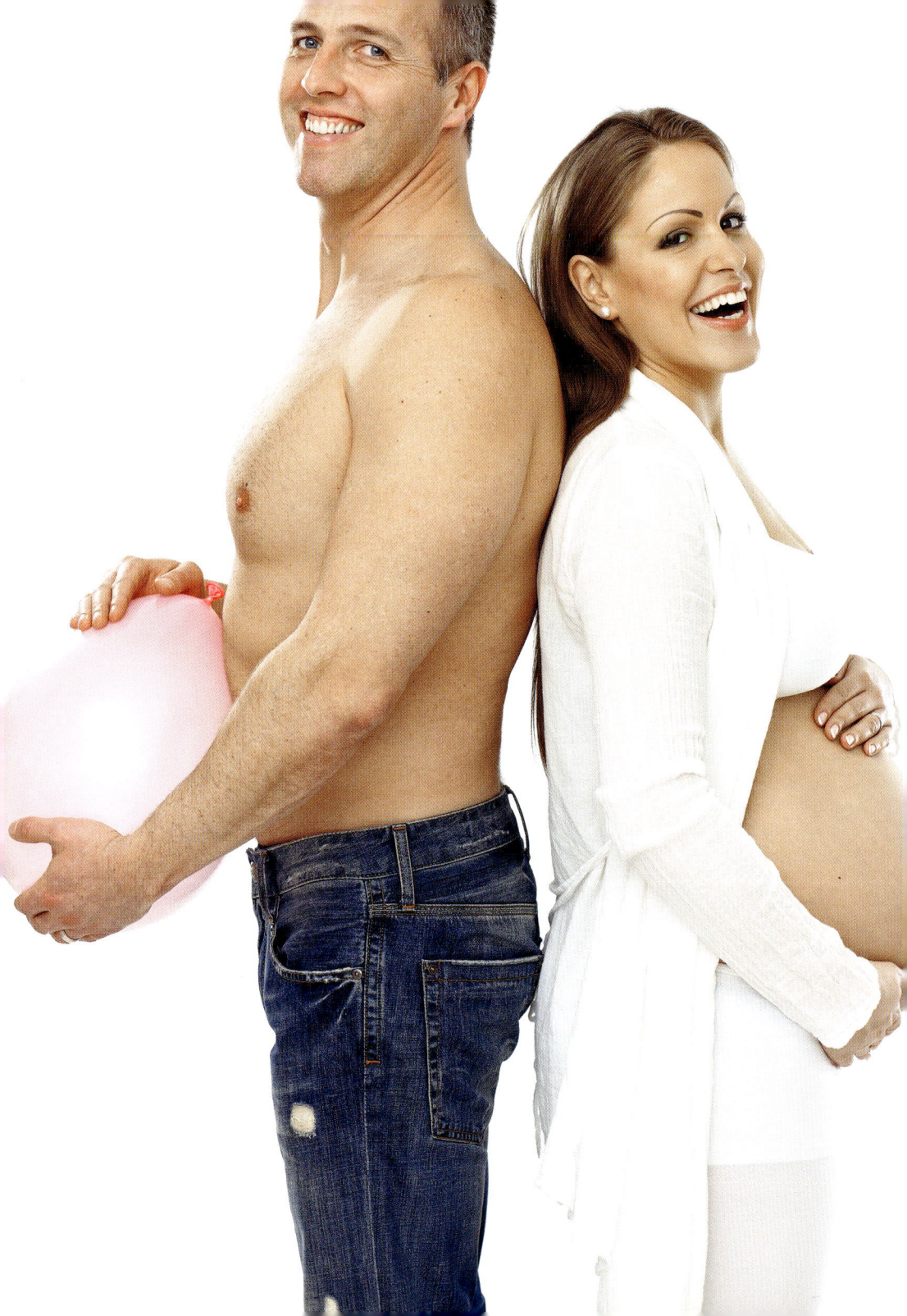

die innere Aufmerksamkeit für das, was ist: Jetzt bin ich schwanger. Jetzt kann ich genießen, wie mein Kind sich in meinem Bauch bewegt. Jetzt braucht mein Kind meine Hand am Bauch. Das, genau das, kann ich nicht verschieben auf später.

Der Haushalt, der Fahrdienst der Geschwisterkinder zum Kinderturnen, das Abholen aus dem Kindergarten, die Arbeiten im Beruf, das alles können auch andere Menschen tun. Für das Ungeborene gibt es nur eine Mutter, sie ist absolut unersetzlich. Niemand anders kann diese Aufgabe übernehmen. Und darum hat sie oberste Priorität.

Sie müssen nicht mehr alles allein schaffen. Es gilt zu lernen, Hilfe und Unterstützung anzunehmen. Wenn Sie das zulassen, haben Sie mehr zu geben.

Es ist wünschenswert, dass das Umfeld einer schwangeren Frau – der Partner, die Familie, die Kollegen/innen – darum wissen und die Schwangere herauslösen aus ihrer Verantwortung im Beruf und in ihrer Familie. Alle »primitiven« Kulturen schützen auf diese Weise die schwangeren Frauen und frisch geborenen Mütter und Babys – bis zu drei Monate nach der Geburt. Herausgelöst aus den anderen Verantwortlichkeiten kann die werdende Mutter hineinfinden in die natürliche Bindung zu ihrem Kind. Eine Bindung, die wir alle als ungeborene Menschen gebraucht und hoffentlich bekommen haben.

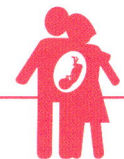

Der werdende Vater

Wie und wo findet sich der Mann in diesen Veränderungen, die an seiner Frau so deutlich werden? An seinem Körper, in seinem beruflichen Alltag hat sich nichts geändert, und doch ändern sich sein Leben, seine Gefühle, Gedanken, seine Ausrichtung und seine Prioritäten. Oft aber geschieht das viel stiller, subtiler, niemand kriegt es mit und es fragt ja auch kaum jemand danach. Vielleicht fragen die Kollegen und Freunde: »Wie geht es deiner Frau?« Doch manches Mal würde der Mann auch gerne gefragt werden, wie es ihm denn selber geht.

Es scheint sich alles um die Frau zu drehen. Zwar ist sie näher dran am Kind und damit auch an erster Stelle, dennoch geht es nicht nur um Frau und Kind. Der werdende Vater gehört dazu zu dem Nest, in dem das Kind wächst. Und damit braucht auch der werdende Vater Raum und Aufmerksamkeit für sein Wachsen in die neue Rolle, damit er seine Freiheit bewahren kann, sein Leben auch mit den neuen Anforderungen zu gestalten.

Die Gefühle werdender Väter werden leicht übersehen. Zudem viele Männer selbst eine gewisse Zurückhaltung ihren Gefühlen gegenüber haben. Die Schwangerschaft kann sehr verwirrende eigene

Reaktionen auf das Vaterwerden hervorrufen und extreme Verhaltensweisen zur Folge haben.

Manche Männer suchen in der Schwangerschaft fast ausschließlich die Nähe zu ihrer Frau. Dabei kann es dazu kommen, dass sie Schwangerschaftssymptome mit übernehmen, zum Beispiel an Übelkeit leiden oder auch an Gewicht zunehmen. Andere Männer gehen stark in die Distanz. Sie fühlen eventuell Neid gegenüber der Frau, die nun auf Rang eins steht. Eifersucht kann entstehen auf die Aufmerksamkeit und die Liebe, die dem Kind entgegengebracht wird. Verbunden mit der Angst, zu kurz zu kommen. Und mit der Vorstellung, die Schwangerschaft als Vorboten der Elternschaft zu betrachten, kann dieses Gefühl sehr bedrohlich werden.

Beide Extreme, die Nähe und die Distanz, sind natürliche Bewegungen des Mannes. Er bewegt sich gleichzeitig auf die Schwangerschaft zu und von ihr weg.

So erzeugt die Schwangerschaft einerseits Druck hinsichtlich der Versorgungsaufgabe der entstehenden Familie, andererseits liegt darin auch eine Freude und die Erfüllung eines Urbedürfnisses: eine Familie zu gründen, sie zu versorgen und zu beschützen.

Die körperlichen und emotionalen Veränderungen ihrer Frauen nehmen die Männer ganz unterschiedlich auf. Es kann anstrengend und frustrierend sein, wenn für den Mann die Handlungen und Gedanken seiner Frau nicht mehr nachvollziehbar sind. Manche Männer dagegen beschreiben die Veränderungen ihrer Frau als einen Entwicklungsprozess von der jungen Frau zur reifen Frau und genießen das.

Frauen erwarten oft von ihrem Partner Verständnis für ihre Situation, versetzen sich aber nicht unbedingt in die Rolle des werdenden Vaters. Nichts ist wichtiger für eine lebendige Paarbeziehung in einer so emotional aufgeladenen Zeit wie der Austausch in Form von Gesprächen und Körperkontakt. Dieser Austausch ist schon jetzt so wohltuend und wird nach der Geburt zum ersten Schlüssel für eine glückliche Liebesbeziehung mit Elternschaft.

Was auch immer Sie fühlen, haben Sie keine Scheu, sich mitzuteilen. Auch wenn es zu Enttäuschungen und Konflikten kommen kann. Sie beide gehören zusammen, bilden die Führung des Schiffes, das sich Familie nennt. Es ist, wie es ist. Und es ist nicht immer stimmig, schon gar nicht, wenn so viel sich ändert. Sie können sich selbst und den anderen nicht ändern. Aber Sie können sich die Freiheit geben, so sein zu dürfen, wie Sie sind, und sich kennenzulernen, um immer wieder neu gemeinsam den Kurs zu bestimmen, den das Schiff nimmt.

Der zweite Schlüssel zur lebendigen, gemeinsamen Elternschaft liegt in dem Kontakt des Vaters zu seinem Kind. Auf die Frage: »Wann hast du wirklich verstanden, dass du Vater wirst?«, antworten

Männer sehr unterschiedlich: »Sofort als ich wusste, dass meine Freundin schwanger ist«, »Beim ersten Ultraschall«, »Bei der Haptonomie«, »Bei der Geburt, als ich meinem Kind in die Augen sah«, »Als ich es an meiner Haut hatte und riechen konnte«, »In den ersten Tagen nach der Geburt, je mehr ich mit ihm in Berührung war«.

Die meisten Männer brauchen, da sie ja das Kind nicht in sich tragen, eine sinnliche Erfahrung, um diesen Kontakt deutlich zu spüren. Das kann über das Sehen, zum Beispiel bei der Ultraschalluntersuchung, sein oder über das Fühlen der Bewegungen des Kindes. Über den Kontakt mit der eigenen Hand am Bauch der Mutter hat der werdende Vater in der Schwangerschaft die einzige Möglichkeit, eine direkte Verbindung zu seinem Kind aufzunehmen. Sein Kind bewegt sich gezielt in seine Hand und reagiert so auf seine Anwesenheit.

Die Schwangerschaftsvorsorge-Untersuchungen bieten ebenfalls eine gute Möglichkeit, teilzuhaben an der Präsenz des Kindes, dessen Vater der Mann ja schon ist. Auch die Sorge vieler Männer, ob alles gut gehen möge mit der Schwangerschaft, kann dort direkt beantwortet werden.

Letztlich ist es eine Entscheidung des Mannes, ob er passiv nebenher läuft oder teilnimmt an den Vorgängen, die das Entstehen seines Kindes auslösen.

Und es braucht eine Einladung der Frau an den Mann, die ihn mit hineinnimmt in diese innige Verbundenheit von Mutter und Kind. Der Mann muss wissen und spüren, dass er gebraucht und dass er gewollt ist.

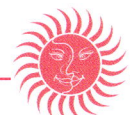

Unterstützende Maßnahmen

 Visualisierung zum Ungeborenen

Intensiviert den Kontakt zum Kind (Audio-CD)

Allgemeine Empfehlungen

→ Ganzkörpermassagen, zum Beispiel: ayurvedische Schwangerschaftsmassagen, um den sich ständig ändernden Körper ins Gleichgewicht zu bringen.

→ Bauchmassagen, um der Haut die extreme Dehnung zu erleichtern, denn im letzten Drittel der Schwangerschaft dehnt sich der Bauch am stärksten aus.

→ Narbenmassagen, zum Beispiel von alten Operationen: Blinddarm, Kaiserschnitt, Bauchspiegelung … Das Narbengewebe braucht oft mehr Anregung und Durchblutung durch Massagen,

Übung: »Die indische Brücke«

Um den Bauch der schwangeren Frau möglichst gut zu entspannen und das Kind ein wenig vom Becken zurück zum Oberbauch zu holen, damit es sich leichter drehen kann: Sie legen sich in Rückenlage, die Unterschenkel liegen auf einem Stuhl, sodass die Oberschenkel zum Rücken einen rechten Winkel ergeben und die Unterschenkel zu den Oberschenkeln einen rechten Winkel ergeben. Ein oder zwei Kissen unter den Po schieben, sodass das Hohlkreuz ausgeglichen ist und durch die leichte Schräglage des Oberkörpers das Kind wieder mehr nach oben rutscht.

Machen Sie es sich gemütlich, vielleicht mit schöner Musik und angenehmem Licht, legen Sie sich in die beschriebene Position, probieren Sie so lange aus, bis es Ihnen bequem ist, legen Sie Ihre Hände zu Ihrem Kind und atmen Sie in die Seiten Ihres Bauches. In der Vorstellung, dass Ihr Bauch immer flacher und breiter wird. Gehen Sie in Kontakt zu Ihrem Kind, sagen Sie ihm, dass Sie ihm nun gerade möglichst viel Raum in Ihrem Bauch anbieten, sodass es sich mit seinem Köpfchen voran in Ihr Becken drehen kann. Bleiben Sie in dieser Position und Konzentration so lange, wie es angenehm für Sie ist, drehen Sie sich danach auf die Seite und bleiben Sie noch eine Weile so liegen. Meistens drehen sich die Kinder nicht während der Übung, sondern in der folgenden Nacht. Sie können die indische Brücke auch sehr gut mit Ihrem Partner machen. Dann legen Sie Ihre Beine nicht auf einen Stuhl, sondern auf seine Schultern, während er vor Ihnen kniet oder sitzt. Der Partner sollte dafür Sorge tragen, dass er gut eine Weile so sitzen kann, am besten ist es, wenn er sich anlehnen kann. Er sitzt also mit dem Rücken zur Wand und hat eine zusammengerollte Decke zur Stütze in seinem Rücken. Dann kann auch er seine Hände zum Kind legen und Ihre Atmung unterstützen.

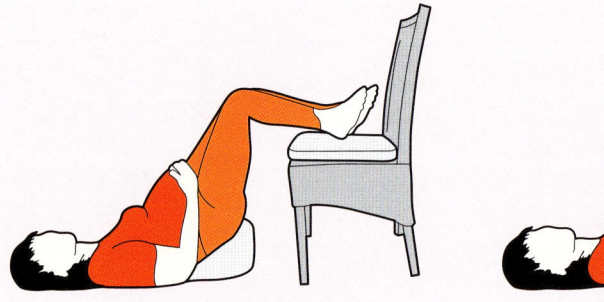
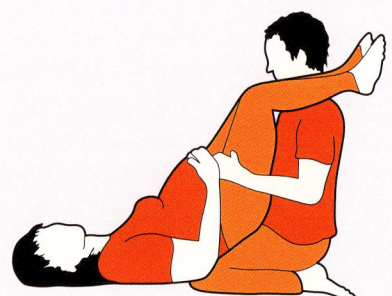

um sich mit zu dehnen. Lassen Sie sich von Ihrer Hebamme zeigen, wie Sie Ihr Narbengewebe massieren können.

Bei Beckenendlage

→ Wohlfühlen, Kontakt zum Kind, Stressreduzierung (siehe Absatz »Seelische Vorgänge der Frau« und »Beckenendlage« in diesem Kapitel)
→ Körperentspannung/Visualisierung (siehe Audio-CD)
→ Pulsatilla C200, wenn Sie viele Stimmungsschwankungen erleben
→ Aconitum C200, wenn viel Angst besteht
→ Tuberculinum C200, in Absprache mit einer homöopathisch ausgebildeten Hebamme oder Heilpraktiker/in
→ Haptonomie: siehe Kapitel 4
→ Akupunktur: Wärme-Akupunktur mit Moxa-Zigarren, lassen Sie sich das »Moxen« von Ihrer Hebamme zeigen
→ Osteopathie
→ Cranio-Sacral-Therapie
→ Massagen zum Wohlfühlen und Entspannen

Zur Verdauung

→ Körperliche Bewegung: eine halbe bis ganze Stunde am Tag spazieren gehen
→ 1 Glas kaltes oder lauwarmes Wasser morgens auf nüchternen Magen trinken
→ 1 EL Olivenöl mit einigen Tropfen Zitronensaft morgens auf nüchternen Magen trinken

→ Leinsamen, über Nacht in Wasser eingelegt, morgens zum Müsli oder Joghurt essen und ausreichend viel dazu trinken. Der Leinsamen entwickelt mit Wasser zusammen einen Schleim, der die Darmwände auskleidet und damit für einen besseren Durchgang des Darminhaltes sorgt. Wird zu wenig Wasser dabei getrunken, entzieht der Leinsamen dem Darm das Wasser und führt eher damit zum Gegenteil, nämlich zur Verstopfung.
→ Backpflaumen essen, auch als Saft erhältlich, im Reformhaus
→ Heilkräuter: Majoran, Fenchel, Anis, Kümmel, Schafgarbe, Hopfen, Tausendgüldenkraut

Krampfadern

Krampfadern, Vulvavarizen, Hämorrhoiden können unter dem Oberbegriff Stauungssymptomatik der unteren Körperhälfte zusammengefasst werden.

In erster Linie muss also bei diesen Beschwerden für einen guten Durchfluss im Beckenbereich gesorgt werden. Dazu gehört:
→ Ausreichend viel trinken, gerne 3 Liter pro Tag
→ Für eine gute Verdauung, also täglichen und mühelosen Stuhlgang sorgen
→ Osteopathie/Cranio-Sacral-Therapie
→ Akupunktur

Bei Krampfadern
Die erste Maßnahme bei Krampfadern

lautet: die Durchblutung der Beine fördern.

→ Sitzen und Stehen vermeiden, Liegen und Laufen fördern.

→ Wechselduschen: heiß/kalt/heiß/kalt/heiß/kalt, dabei immer mit dem Duschkopf an den Füßen beginnen und langsam am Bein hochkommen bis zum oberen Ende der Oberschenkel.

→ Venengymnastik: Durch die Bewegung der Füße und Anregung der Fußsohlen wird die sogenannte Muskelpumpe der Beine aktiviert. Legen Sie einen Tennisball oder einen Igelball unter Ihre Füße und rollen die Füße darauf herum. Bewegen Sie Ihre Zehen auf und ab.

→ Wenn Sie sitzen, legen Sie Ihre Beine auf einen Stuhl, sodass das Blut nicht mit der Schwerkraft in den Füßen ver-

sackt. Vermeiden Sie zu stehen. Und wenn Sie stehen, dann bewegen Sie Ihre Füße möglichst viel, um die Muskelpumpe anzuregen.

→ In den Apotheken und Drogerien finden Sie verschiedene Cremes und Öle, um die Durchblutung der Beine zu fördern und damit der Bildung von Krampfadern vorzubeugen. Kräuter, die darin verwendet werden, sind: Lavendel, Rosskastanie, Eichenrinde und Zaubernuss.

Sie können sich auch selbst Kompressen für die Beine herstellen:

→ Sie kochen einen starken Tee aus Eichenrinde, Zaubernuss und Rosskastaniensamen, lassen ihn abkühlen und verwenden diesen Kräuterauszug als Kompresse, zum Beispiel über Nacht oder abends nach einem anstrengenden Tag.

→ Wadenwickel über Nacht mit Arnika-Tinktur 1:5 mit Wasser verdünnt.

→ Kräutertees, die den Blutfluss fördern, sind: Schafgarbe und Mäusedorn.

→ Pulsatilla C30: blaues Venengeflecht an der Hautoberfläche, Besenreiser, Gefühl von schweren Beinen, Ödeme

in den Händen und Beinen, Verschlechterung in warmen Räumen, Besserung beim Gehen und bei frischer Luft
→ Hamamelis C30: schmerzhafte, berührungsempfindliche Venen, Gefühl von schweren Beinen
→ Arnica C30: schmerzhafte Venen, sehr empfindlich auf kleine Stöße, Neigung zu kleinen Blutergüssen, allgemeines Gefühl von Zerschlagenheit
→ Lachesis C30: Gefühl von schweren Beinen, schlimmer am linken Bein, Unverträglichkeit von Beengung, zum Beispiel durch Bündchen, Gürtel, Hosenbund, Strumpfhose
→ Lycopodium C30: schlimmer am rechten Bein, Besserung durch warme Auflagen oder warme Bäder

Vulvavarizen
→ Kühlende Auflagen, zum Beispiel mit Quark
→ Beckenbodentraining
→ Hamamelis
→ Arnica
→ Lycopodium

Hämorrhoiden
→ Kühlende Auflagen, zum Beispiel mit Quark oder Calendula-Essenz
→ Beckenbodentraining
→ Hametum-Salbe und/oder -Zäpfchen
→ Sitzbad mit Eichenrinde
→ Hamamelis
→ Lachesis
→ Lycopodium

→ Aesculus C30: stechende Schmerzen wie durch Nadeln, nicht oder wenig blutende Hämorrhoiden, Gefühl von Trockenheit am After
→ Nux vomica C30: schmerzhafte Hämorrhoiden, Besserung durch kalte Auflagen, chronische Verstopfung, fühlt sich ständig im Stress

Wadenkrämpfe
Können auf einen Magnesium-Mangel hinweisen.
→ Magnesium-Brause-Tabletten; Achtung: Es besteht der Verdacht, dass die Kinder, deren Mütter in der Schwangerschaft viel Magnesium eingenommen haben, vermehrt zu Blähungskoliken neigen.
→ Cuprum aceticum D4, 3-mal täglich 3 Globuli
→ Magnesium phoshoricum D4, 3-mal täglich 3 Globuli
→ Heilpflanze: Gänsefingerkraut

Nahrungsmittel, in denen viel Magnesium enthalten ist:
Bananen, Beerenobst, Milch, Haferflocken, Kartoffeln, Kohlrabi, Sesam, Erdnüsse, Sonnenblumenkerne, Geflügel, Leber, Fisch, Vollkornprodukte

Schlafstörungen
→ Bettmilch: warme Milch mit Honig und Anis vor dem Schlafengehen trinken
→ Haferflocken, abends als Haferbrei essen

→ Kräuter für einen Schlaf-Gut-Tee: Baldrian, Hopfen, Melisse, Johanniskraut, Herzgespann, Lindenblüten
→ Avena sativa von Weleda
→ Cranio-Sacral-Therapie
→ Akupunktur

Erhöhter Blutdruck

Schauen Sie auf Ihre momentane Lebenssituation. Macht Ihnen etwas Druck? Suchen Sie nach einer Möglichkeit, sich zu entlasten, wenn Sie sich belastet fühlen.
→ Kaffee und schwarzen Tee meiden
→ Bryophyllum Trituration 50 % von Weleda
→ Duftlampe: Melisse, Lavendel
→ Roher Knoblauch, 2–5 Zehen am Tag
→ Grapefruitsaft
→ Akupunktur

Gestose

→ Druck und Belastungen jeglicher Form auflösen
→ Möglichst viel und oft auf der linken Seite liegen (optimiert die Plazentadurchblutung)
→ Eiweißreiche Ernährung und ausreichend salzen (siehe Kapitel 4: »Unterstützende Maßnahmen«, »Grundregeln für eine gesunde Ernährung«)
→ Leber unterstützen: warm halten, Maishaartee trinken
→ Niere unterstützen: warm halten, viel trinken
→ Reize meiden, wie z.B. Kaffee, scharfe Gewürze, Geräusche, Licht, Stress

→ Blutdrucksenkende Maßnahmen (siehe oben)
→ Teemischung zur Unterstützung der Ruhe: Weißdorn, Hopfen, Melisse, Passionsblume

Ödeme

Sie können ebenfalls die Folge einer Stauungsproblematik sein. Daher gilt, wie bei den Krampfadern:
→ Laufen und Liegen, nicht Stehen und Sitzen
→ Stützstrümpfe
→ Baden in Meersalz und/oder schwimmen gehen. Der Wasserdruck drängt das Gewebewasser wieder zurück in die Blutbahnen.
→ Ruhetag im Liegen un zugleich viel trinken, um die Nieren zu unterstützen
→ Eiweißreiche Ernährung und ausreichend salzen (siehe Kapitel 4: »Unterstützende Maßnahmen«, »Grundregeln für eine gesunde Ernährung«)
→ Akupunktur
→ Lymphdrainage

Karpaltunnelsyndrom

Das Karpaltunnelsyndrom löst Taubheit oder Schmerzen in den Fingern aus. Der Nerv, der die Finger versorgt, läuft durch einen engen Kanal im Handgelenk, wo durch schwangerschaftsbedingte Wasseranlagerungen vermehrter Druck auf diesen Nerv entstehen kann.
→ Akupunktur
→ Osteopathie

→ Cranio-Sacral-Therapie
→ Wärme und entspannende Massagen am Nacken

Symphysenlockerung

Die Symphyse, auch Schambeinfuge genannt, kann in der Schwangerschaft durch die Hormone überbeweglich werden. Sie hält den Beckenring zusammen. Wenn sie zu locker wird, reiben die Beckenknochen bei jeder Bewegung aneinander. Das verursacht die typischen Schmerzen, die vor allem beim Drehen und zu Beginn jeder Bewegung auftreten.

→ Symphytum C30
→ Osteopathie
→ Cranio-Sacral-Therapie
→ Pilates
→ Symphysengurt: im Sanitätshaus erhältlich, kann vom Arzt verschrieben werden

Frühgeburtsbestrebungen

→ Bryophyllum Trituration 50 % von Weleda
→ Heilkräuter: Majoran, Thymian, Baldrian, Hopfen
→ Zu vermeidende Kräuter und Gewürze: Ingwer, Nelken, Zimt, Kardamon, Basilikum, Oregano, Eisenkraut, Hirtentäschel, Beifuß
→ In dieser Zeit sollten Sie auf Sex verzichten, weil die Prostaglandine im männlichen Sperma bei einer wehenbereiten Gebärmutter stärkere Wehen auslösen können.

→ Osteopathie
→ Cranio-Sacral-Therapie

Homöopathie

Es gibt einige wunderbare homöopathische Arzneien, die bei vorzeitigen Wehen eingesetzt werden können. Bei diesem heiklen Thema sollten Sie die Auswahl und die Dosierung unbedingt mit Ihrem Homöopathen oder Ihrer Hebamme absprechen.

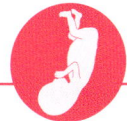

Vorsorge-Untersuchungen

In der 30. SSW wird in der dritten Ultraschalluntersuchung der Sitz der Plazenta kontrolliert, die Größe des Kindes berechnet und seine Organe untersucht. Stellt sich dabei heraus, dass eine Auffälligkeit zum Beispiel am Herzen oder den Nieren zu erkennen ist, so sollte für die Geburt ein Perinatalzentrum gewählt werden.

Ab jetzt sind die Vorsorge-Untersuchungen im Rhythmus von zwei Wochen vorgesehen. Empfohlen wird eine Untersuchung auf B-Streptokokken mittels eines Abstrichs der Vulva. Diese Untersuchung ist nicht in den Mutterschaftsrichtlinien. Dennoch ist es ein wichtiges Thema, zu dem es viele unterschiedliche Meinungen und Vorgehensweisen gibt. Klar ist, dass etwa ein Sechstel aller Frauen B-Strepto-

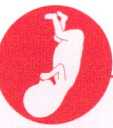

CTG-Kontrolle

Die kindlichen Herztöne und die mütterliche Wehentätigkeit wird mithilfe des CTGs (Cardiotokographie, übersetzt: Herzton-Wehen-Aufzeichnung) überwacht. In Deutschland wird in vielen Arztpraxen die CTG-Kontrolle routinemäßig in die Vorsorge-Untersuchungen integriert. Das ist laut Mutterschaftsrichtlinien, die die Vorgaben zu den notwendigen Untersuchungen der Schwangerschaft geben, allerdings nicht vorgesehen. Nur bei besonderen Indikationen wie Verdacht auf Frühgeburt, Verdacht auf Plazentainsuffizienz, bei einer Zwillingsschwangerschaft oder Verdacht auf Übertragung (Überschreitung des Geburtstermins) ist die CTG-Kontrolle angezeigt. Im Vergleich mit unseren umliegenden Ländern (z.B. Skandinavien, Niederlande), in denen ebenfalls das CTG erst bei einer der hier aufgeführten Diagnosen zum Einsatz kommt, sind die Zahlen der Perinatalstudien (sie geben den Aufschluss über die Gesundheit der Mütter und Kinder rund um die Geburt an) besser oder ebenso gut wie bei uns. Es ist also kein resultierender Nutzen aus der routinemäßigen CTG-Aufzeichnung in der Schwangerschaft zu erkennen.

kokken in ihrer Scheide haben. Sie machen der Frau weder Beschwerden noch erkennbare Symptome. Sind Streptokokken nachweisbar, dann hat man es mit einem Infektionsrisiko für das Kind bei der Geburt ab Blasensprung zu tun.

Nun gibt es neun Untergruppen dieses Erregers, zwei dieser Untergruppen, die sehr selten auftreten, sind aber wegen ihrer hohen Aggressivität gefürchtet. Die meisten Kinder übernehmen die B-Streptokokken nicht bei der Geburt. Die Anzahl der Kinder also, die sich anstecken und an einer Infektion erkranken, die dann gezielt mit Antibiotika behandelt werden muss, ist recht gering. Die Anzahl der Mütter, die man behandeln muss, um

prophylaktisch das Infektionsrisiko zu verhindern, ist sehr hoch.

Eine Antibiotika-Therapie in der Schwangerschaft nützt nichts, denn die Erreger stellen sich kurze Zeit nach der Behandlung wieder ein. In den meisten Kliniken werden die Frauen mit B-Streptokokken während der Geburt oder ab Blasensprung mit einem Antibiotikum behandelt.

Es ist also schwierig, eine gute Behandlungskonsequenz aus einem positiven Streptokokken-Ergebnis abzuleiten. Es müssen enorm viele Frauen auf Verdacht antibiotisch behandelt werden, um sehr wenigen angesteckten Kindern damit zu helfen. Darum gibt es auch, von Arzt zu

Arzt, auch von Klinik zu Klinik, sehr unterschiedliche Vorgehensweisen. Alternativ zu den Ratschlägen Ihres Arztes und Ihrer Hebamme können Sie im Internet unter: *www.b-streptokokken-projekt.blog.de* weitere ausführliche Informationen zu dem Thema erhalten und auch direkt Fragen stellen.

Wenn also der Kampf gegen den Erreger so wenig zufriedenstellend zu führen ist, gilt es umso mehr, sich auf die Verteidigung zu konzentrieren. Das natürliche Abwehrsystem der Frau ist zu stärken. Das bedeutet: Vermeidung von Stress, gute Ernährung und eine gute Pflege des Scheidenmilieus. Das natürliche Abwehrsystem der Scheide gegen jede Art von Bakterien oder Pilzen arbeitet effektiv, wenn ausreichend Döderlein-Bakterien dort angesiedelt sind. In Kapitel 4: »Unterstützende Maßnahmen bei Infektionen der Vagina«, sind die geeigneten Maßnahmen zur Verbesserung einer guten Abwehrfunktion beschrieben.

Ab der 32. Schwangerschaftswoche ist noch eine letzte Laboruntersuchung auf Hepatitis B vorgesehen. Es gibt Verläufe dieser Erkrankung, die so latent sind, dass sie keine Symptome bei der Frau aufweisen. Bei der Geburt allerdings könnte sich Ihr Kind anstecken. Wird es innerhalb der ersten 12 Stunden nach der Geburt geimpft, so kann das Kind vor der Hepatitis-Erkrankung geschützt werden.

Beckenendlage (BEL)

Hinsichtlich der Geburt ist jetzt die Lage Ihres Kindes in Ihrem Bauch interessant. Zwar kann es seine Position noch wechseln, meistens bleiben aber die Kinder ab der 32. SSW in ihrer Position, die sie dann eingenommen haben, liegen. Wenn Kinder in Beckenendlage liegen, heißt es manchmal: »Mein Kind liegt falsch herum.« Das ist nicht wahr. Etwa 6 % aller Kinder liegen zur Geburt in Beckenendlage. Und so kann es auch gut geboren werden. Die Geburt ist nicht schwerer, weder für die Mutter noch für das Kind. Es gibt nur eine Besonderheit: Während sich bei der Schädellage der Kopf des Kindes (er hat beim Neugeborenen den größten Umfang) als erstes Körperteil den Weg durch das mütterliche Becken bahnt, kommt bei der Beckenendlage der größte Körperteil am Ende durch das Becken. Das birgt ein Risiko, das eingeschätzt werden will, um das Kind nicht zu gefährden.

Denn nur, wenn davon ausgegangen werden kann, dass das Kind mit seinem Kopf durch das mütterliche Becken passt, kann die Beckenendlagengeburt geplant werden. Mit den erfahrenen tastenden Händen am Bauch der Mutter und dem Ultraschall können Hebammen und Ärzte recht genau das Gewicht und damit die Größe des Kindes abschätzen. Durch eine vaginale Untersuchung und ein MRT lassen sich Größe und Form des mütterlichen Beckens beurteilen.

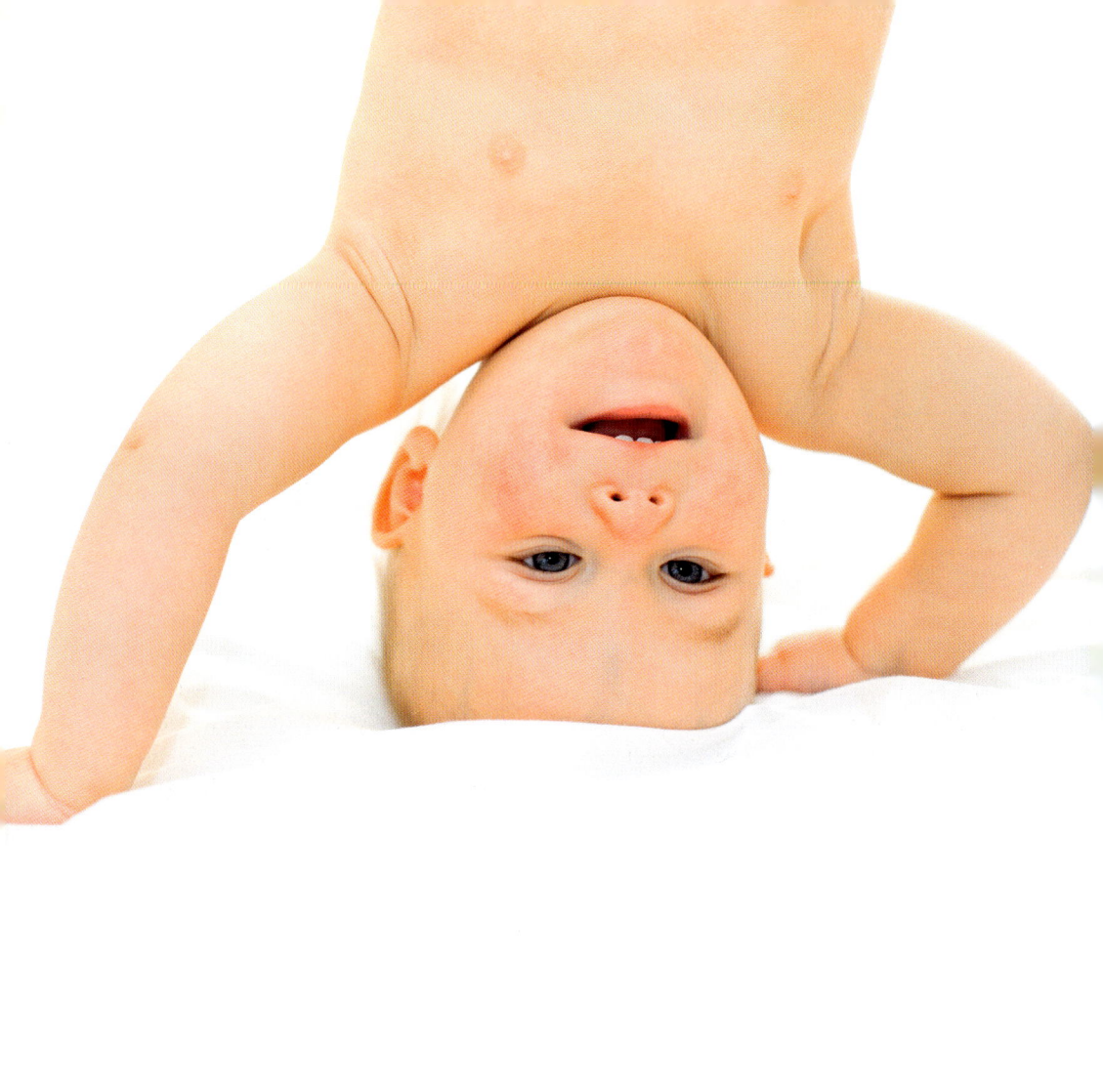

Wenn diese Maße zueinander passen, ist eine normale Geburt bei Beckenendlage möglich.

Manche Ärzte und Kliniken raten grundsätzlich bei einer Beckenendlage zu einem Kaiserschnitt. Das kann sehr verwirrend sein. Vertrauen Sie zunächst auf Ihr eigenes intuitives Gefühl. Wenn Sie gerne eine normale Geburt mit Ihrem Kind erleben möchten, dann lassen Sie sich von Fachleuten mit Erfahrung in spontanen Beckenendlagengeburten, also Hebammen oder Ärzten, in entsprechenden Fachkliniken beraten. Mit einer spontanen Geburt ist die natürliche Geburt, ohne Kaiserschnitt oder den Einsatz einer Saugglocke oder Zange, gemeint. Die Sicherheit, die Sie suchen, entsteht mit der Erfahrung derer, denen Sie sich anvertrauen.

Kliniken, die bei fast jeder Schwangeren einen Kaiserschnitt machen, wenn das Kind in Beckenendlage liegt, können Sie nicht neutral aufklären über eine spontane Beckenendlagengeburt.

Doch noch sind wir nicht bei der Geburt, sondern in der Schwangerschaft.

In der 30. SSW können einige Dinge bedacht werden, wenn Ihr Kind in Ihrem Bauch sitzt, anstatt sich kopfüber zu legen, wie die meisten Kinder es tun. Warum also, so sollte man sich fragen, setzt es sich hin?

Die Gebärmutter hat eine Birnen-Form. Sie ist oben, unter dem Rippenbogen der Mutter, breiter als unten im Unterbauch. Legt sich das Kind mit seinem Kopf ins Becken der Frau, so ist sein empfindlichster Körperteil, der Kopf, sehr gut geschützt durch die Beckenknochen. Sein Po und seine Beine und Füße haben im oberen, weiteren Teil der Gebärmutter mehr Platz, um sich zu bewegen. Es kann die Beine anwinkeln und strecken, wie es ihm gefällt. Darum legen sich wohl die meisten Kinder mit dem Kopf voran in die Gebärmutter, wenn der Platz langsam eng wird. Tut das Kind dies nicht, liegt es vielleicht daran, dass es noch so viel Platz in der Gebärmutter hat, dass es ständig seine

Für Frauen mit Geburtserfahrung

Haben Sie schon ein oder mehr Kinder spontan geboren, so stellt sich die Frage nicht mehr, ob durch Ihr Becken ein Kind der Größe, das Sie geboren haben, passt. Daher steht einer spontanen Geburt eines Kindes mit annähernd gleicher Größe in Beckenendlage nichts im Wege.

Lage verändert. Zum Beispiel, wenn viel Fruchtwasser vorhanden ist oder die Gebärmutter sehr groß und weich ist, weil Sie schon mehrmals schwanger waren. Dann ist erst später, wenn der Platz enger wird, damit zu rechnen, dass es sich in die gewünschte Lage ausrichtet.

Möglicherweise liegt es daran, dass die mütterliche Gebärmutter oder das Becken eine Besonderheit hat, die es für Ihr Kind auf die sitzende Weise gemütlicher macht.

Es kann im weitesten Sinne die Entscheidung Ihres Kindes sein: »Nicht so wie alle anderen sein.«

Es kann Zufall sein.

Es kann sein, dass es eine Art Sitzstreik abhält, um auf sich aufmerksam zu machen.

Es kann sein, dass es den rechten Zeitpunkt verpasst hat, sich zu drehen, und ihm jetzt der Platz zu eng wird für einen kompletten Purzelbaum.

Was also ist zu tun?

Zunächst einmal fordert die Situation heraus, sie zu akzeptieren. Es ist letztlich eine physiologische, normale Lage, eher selten, aber nicht »falsch«. Vielleicht außergewöhnlich. Denken Sie daran, wenn Sie etwas tun, was außergewöhnlich ist. Dann wird Ihnen sofort klar, was es für ein Kind bedeuten kann, wenn es die Botschaft erhielte: »Du liegst falsch herum, du sollst dich jetzt drehen.« So, wie kleine Kinder allgemein sehr unwirsch auf »Du sollst« reagieren, tun es die Un-

geborenen erst recht. Suchen Sie eine achtsame und für sich selbst stimmige Formulierung, wenn Sie über Ihre Situation erzählen und mit Ihrem Kind in Kontakt treten. Zum Beispiel: »Ich wünsche mir mit dir eine leichte, ungestörte Geburt. Dafür ist es gut, wenn du dich mit dem Kopf in mein Becken legst.«

Um Ihrem Kind das Drehen in die Schädellage gut zu ermöglichen, sind alle Maßnahmen zu ergreifen, die zu Ihrer Entspannung und Ihrem Wohlbefinden beitragen. Oft ist die Diagnose Beckenendlage begleitet von einer stressigen Situation rund um die Frau. Möglicherweise stehen Sie unter einer Belastung, die Sie drückt. Dieser Druck spiegelt sich in Ihrem Körper wider. Ihre Gebärmutter hat dann eine erhöhte Spannung, Ihr Kind nicht genügend Raum, um sich in seine Wohlfühllage zu begeben.

Wenn diese Beschreibung für Sie zutreffend ist, dann überlegen Sie zunächst, was es ist, das drückt und Sie eng macht. Unterhalten Sie sich mit Ihrem Partner und finden Sie gemeinsam Ideen, die Situation so zu ändern, dass Sie sich entspannen und weit und breit werden können für sich und Ihr Kind. Ein gemeinsamer Besuch bei der Hebamme kann Sie unterstützen, Ihre Situation aus der Perspektive der Schwangerschaft heraus zu sehen.

Schenken Sie sich als werdenden Eltern und Ihrem Kind mehr Aufmerksamkeit. Legen Sie sich einmal am Tag auf Ihr Sofa, gemeinsam oder auch allein. Legen Sie Ihre Hände zu Ihrem Kind, atmen Sie bewusst ein in Ihren Bauch, in die Seiten Ihres Bauches, sodass er weich und breit werden kann (siehe Audio-CD 🔴). Erschaffen Sie in Ihnen selbst und Ihrem Körper möglichst viel Frei-Raum für Ihr Kind. Sie können es einladen, sich zu drehen. Sie sollten ihm klar sagen, was Ihrer Meinung nach das Beste für sie beide ist. Die Entscheidung, ob es der Einladung folgt, liegt bei Ihrem Kind. Hat es genügend Platz und Raum in Ihnen, um sich zu drehen, und hat es von Ihnen die klare Aufforderung erhalten, sich zu drehen, so haben Sie alles getan, was in Ihrer Macht steht. Der Rest liegt bei Ihrem Kind. Es gibt noch einige Tipps und Kniffe, die Einladung zum Purzelbaum Ihres Kindes zu verstärken (siehe »Unterstützende Maßnahmen« in diesem Kapitel).

Gestose/Präeklampsie/ HELLP-Syndriom

Die Bezeichnung Gestose ist eigentlich nicht mehr aktuell, aber noch gebräuchlich. Die deutsche Übersetzung nennt sich Schwangerschaftsvergiftung. Dieser Begriff ist irreführend, weil es keine Vergiftung im herkömmlichen Sinne ist. Gemeint ist damit eine Erkrankung, die nur in der Schwangerschaft auftreten kann, weil sie eine Art Überbelastung des mütterlichen Organismus durch die Anforde-

rungen der Schwangerschaft darstellt. Die medizinisch korrekten Begriffe, die dieses Erkrankungsbild bezeichnen, sind: Präeklampsie, HELLP-Syndrom oder SIH (schwangerschaftsinduzierte Hypertonie).

Die genauen Ursachen sind wissenschaftlich noch nicht endgültig geklärt. Doch vermutlich liegt dem Erkrankungsbild eine immunologische Ursache zugrunde. In der Schwangerschaft findet ein Kunststück der Immunologie statt: Wie schon in Kapitel 3 bei dem Thema »Körperliche Vorgänge der Frau« erwähnt, muss der Körper der Mutter das Kind vor einer natürlichen Abwehrreaktion schützen. Denn natürlicherweise erkennt der mütterliche Organismus die kindlichen Zellen als Fremdgewebe, denn es ist ja zu 50 % aus dem Sperma des Mannes entstanden. Fremdes Gewebe, genauer gesagt Fremd-Eiweiße, erkennt der Körper als mögliche Bakterien und Viren und startet seine Immunabwehr, um diese zu zerstören. Die Mutter bildet darum »schützende Antikörper«, mit denen die kindlichen Zellen vor diesem Abstoßungsprozess gerettet werden. In diesem Vorgang, der noch einige Lücken im wissenschaftlichen Verständnis aufweist, liegt vermutlich die Hauptursache für diese Schwangerschaftserkrankungen, die sich ein wenig voneinander unterscheiden, hier aber der Einfachheit halber unter dem Begriff Gestose zusammengefasst werden.

Mögliche Anzeichen für eine Präeklampsie

→ Erhöhter Blutdruck (über 140/90 mmHg)
→ Eiweißausscheidung im Urin
→ Kopfschmerzen
→ Starke Ödeme in Gesicht, Armen und Beinen, schon morgens
→ Augenflimmern

Mögliche Anzeichen für ein HELLP-Syndrom

→ Heftige Schmerzen im rechten Oberbauch
→ Übelkeit, Erbrechen
→ Erhöhter Blutdruck (nicht zwingend)

In den Vorsorge-Untersuchungen wird auch aus diesem Grund jedes Mal der Blutdruck gemessen und der Urin kontrolliert. Sollten Sie aber an heftigen, Ihnen unbekannten Kopfschmerzen oder Oberbauchbeschwerden leiden, dann sollten Sie um einen sofortigen Vorsorge-Termin bei Ihrer Hebamme oder Ihrem Arzt bitten oder gegebenenfalls die nächste Klinik aufsuchen. Dort wird man Blutdruck und Urin kontrollieren, und, falls nötig, über eine Blutentnahme die ausschlaggebenden Laborwerte ermitteln, um eine klare Diagnose stellen zu können.

Die Gestose kann sich langsam entwickeln und durch symptomatische Behandlungen gebessert werden. Manchmal entsteht diese Erkrankung aber auch sehr schnell, erfordert die Einweisung in ein Krankenhaus und dort eventuell eine Geburtseinleitung, wenn das Ansteigen der Laborwerte die drohende Gefahr für Mutter und Kind ankündigen. Wird eine Gestose nicht erkannt und behandelt, droht eine Plazentainsuffizienz (die Plazenta kann das Kind nicht mehr ausreichend versorgen) und eine Entgleisung des mütterlichen Organismus, der sich bis zu Krampfanfällen steigern kann, die für Mutter und Kind lebensgefährlich sein können.

Daher müssen schon kleine Anzeichen ernst genommen werden.

Maßnahme Nummer eins ist Ruhe.

Weil wir es mit einer Überlastung des mütterlichen Organismus zu tun haben, sollte dem Körper alle vorhandene Lebensenergie zur Verfügung stehen, um sich trotz der Belastung durch den immunologischen Vorgang, den man nicht behandeln kann, gesund zu erhalten (siehe »Unterstützende Maßnahmen« in diesem Kapitel).

Frühgeburt

Die Frühgeburt ist definiert als eine Geburt vor der abgeschlossenen 37. SSW. Etwa 10 % der Kinder kommen zu früh auf die Welt. Das ist eine erschreckend hohe Zahl. Weltweit ist die Frühgeburt die häufigste Todesursache der Neugeborenen.

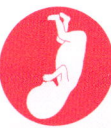

Mögliche Ursachen

→ *Stress im weitesten Sinne: Ängste, Stress in Beruf und Alltag, psychische Belastungen (siehe Absatz »Seelische Vorgänge der Frau«, in diesem Kapitel)*
→ *Bakterielle Infektionen der Vagina*
→ *Muttermundschwäche (Cervixinsuffizienz)*
→ *Mangelversorgung des Kindes (Plazentainsuffizienz) durch Erkrankungen der Mutter, wie Präeklampsie, Schwangerschaftsdiabetes oder durch Nikotin-, Alkohol- oder Drogengebrauch*
→ *Verstärkte Dehnung der Gebärmutter, bei Zwillings- oder Mehrlingsschwangerschaft*
→ *Erkrankung oder Fehlbildung des Kindes*

Bei dieser Aufzählung muss berücksichtigt werden, dass die psychische Belastungssituation der Mutter, also ihr subjektiv empfundener Stress, die mögliche Ursache sein kann sowohl für eine verringerte Abwehr von bakteriellen Scheideninfektionen als auch für eine Plazentainsuffizienz oder sie eine zusätzliche Belastung bei einer bestehenden Cervixinsuffizienz darstellt.

Obwohl die Überlebenschance der »Frühchen« dank unserer Intensivmedizin in Deutschland, je nach Schwangerschaftswoche und Gewicht, relativ hoch ist, ist das Ankommen der zu früh geborenen Kinder doch einerseits sehr belastend für das Kind und seine Eltern/Familie, andererseits auch mit möglichen Spätfolgen verbunden. Je länger die Schwangerschaft erhalten werden kann, umso besser sind die Prognosen. In der frühen Zeit, bis zur 32. SSW, zählt jeder Tag. Es sollte also viel dafür getan werden, die Schwangerschaft bis zum Ende zu erhalten.

Im Sinne der Gesunderhaltung und Pflege einer Schwangerschaft ist also der aufmerksame Umgang mit sich selbst, das »Sich-wichtig-Nehmen«, der Kontaktaufbau zu dem Kind und das Annehmen der neuen Rolle als Mutter und Vater von grundlegender Bedeutung als Schutz vor Komplikationen und einer Frühgeburt.
In diesem Zusammenhang möchte ich noch einmal auf die Bedeutung einer Hebammenbetreuung in der Schwangerschaft hinweisen. Durch die Erfahrung der Hebammen mit schwangeren Frauen in ihren unterschiedlichen Lebenssituationen und ihren unterschiedlichen Persönlichkeitsanteilen können sie bei der Be-

treuung durch das Zuhören der Frau auf belastende Zusammenhänge aufmerksam machen, die die Frau selber vielleicht noch gar nicht für so wichtig nimmt. Je vertrauter das Verhältnis zur Hebamme ist, umso eher wird die Frau sich mitteilen in ihren Gefühlen oder Ängsten, mit denen dann umgegangen werden kann, anstatt dass sie sich anstauen und zu einem Auslöser für Schwierigkeiten im Schwangerschaftsverlauf werden können.

Die Gebärmutter ist ein Muskel, der sich natürlicherweise anspannt und entspannt. Die Anspannungen des Muskels nennt man Kontraktionen oder Wehen. Etwa 10–15 Kontraktionen am Tag sind normal und können als »Hartwerden« des Bauches für ca. eine halbe Minute wahrgenommen werden. Sind es deutlich mehr Kontraktionen, sollten Sie mit Ihrer Hebamme oder Ihrem Frauenarzt darüber sprechen.

Wenn Sie während der Kontraktion ein Ziehen im Unterbauch, ähnlich den Menstruationsschmerzen, spüren, dann kann das darauf hinweisen, dass sich der Gebärmutterhals verkürzt oder der Muttermund sich zu öffnen beginnt. Ziehende Schmerzen im Unterbauch oder im Kreuzbein, während der Bauch hart wird, sind ein ernst zu nehmendes Symptom einer drohenden Frühgeburt. Legen Sie sich hin, nehmen Sie Kontakt zu Ihrem Kind auf, legen Sie sich eine Wärmflasche an den Bauch oder in den Rücken oder gehen Sie in die Badewanne. Dann sollten

diese mit Schmerzen verbundenen Kontraktionen aufhören und der Bauch wieder weich werden. Dennoch melden Sie sich am nächsten Tag bei Ihrer Hebamme oder Ihrem Arzt, um nachschauen zu lassen, ob der Gebärmutterhals reagiert hat auf die Wehen oder nicht, und um ein weiteres Vorgehen zu besprechen. Körperliche Schonung und Entlastung stehen an erster Stelle der Maßnahmen zur Vermeidung einer Frühgeburt. Eventuell werden Sie krankgeschrieben und können sich zurückziehen auf Ihre kleine Welt: Mutter und Kind. Wenn Sie schon Kinder haben, wird in einer solchen Situation eine Haushaltshilfe per Rezept verordnet, damit Sie zu Hause das Bett hüten können. Wird die Haushaltshilfe von der Krankenkasse nicht übernommen, dann sollten Sie unbedingt die Verantwortung für sich selbst übernehmen und eine Hilfe aus eigener Tasche bezahlen. Eine Idee: Sie könnten Verwandte oder Freunde bitten, anstelle des Geschenkes zur Geburt jetzt einen Beitrag zu leisten in die Kasse, aus der die Haushaltshilfe bezahlt werden kann, die gebraucht wird, um dem Kind seine Schwangerschaftszeit zu erhalten, bis es bereit ist, geboren zu werden. Auch wenn Ihnen das übertrieben vorkommt, denken Sie daran, der nächste Schritt zur Vermeidung einer Frühgeburt ist die stationäre Aufnahme in einem Krankenhaus. Dort wird man bei Bedarf mit Medikamenten die Wehen zu stoppen versuchen. Die Anwendung dieser Wehenhemmer ist nach aktuellen Untersuchungen nicht länger als zwei Tage wirksam. Studien haben gezeigt, dass eine langfristige Anwendung die Frühgeburtsrate nicht senkt. Jeder Tag, den Ihr Kind in Ihrem Bauch bleibt, verbessert seine Situation nach der Geburt deutlich.

Es gibt eine Menge Möglichkeiten im Bereich der Naturheilkunde (siehe »Unterstützende Maßnahmen« in diesem Kapitel), die dazu beitragen, die Spannung der Gebärmutter zu reduzieren und sie somit weniger anfällig für vorzeitige Wehen zu machen. Manchmal ist auch ein Gespräch über die momentane Lebenssituation hilfreich. Vorzeitige Wehen haben individuelle Ursachen und brauchen eine individuelle Lösung!

Falls die schmerzhaften Kontraktionen trotz Ruhe und Wärme anhalten und diese Wehen in regelmäßigen Abständen kommen, dann sollten Sie sich direkt auf den Weg in ein Perinatalzentrum machen. Um genau abschätzen zu können, wie muttermundwirksam die Kontraktionen sind, muss entweder mit dem Ultraschall die Cervixlänge gemessen werden oder mit einer manuellen vaginalen Untersuchung der Muttermund getastet werden. Ist damit zu rechnen, dass das Kind in den nächsten Stunden oder Tagen geboren wird, so wird empfohlen, der Mutter ein Cortisonpräparat zu spritzen, das dem Kind zur besseren Vorbereitung seiner Lungen auf die Atmung verhilft.

Manchmal kündigt sich die Frühgeburt auch durch das Platzen der Fruchtblase an. Das Fruchtwasser ist farb- und geruchlos. Sie bemerken den Blasensprung daran, dass mindestens eine Tasse Wasser aus Ihnen herausläuft. In diesem Falle sollten Sie liegend in das nächste Perinatalzentrum fahren, denn es besteht nun die Gefahr einer Infektion.

Es kann auch zu einer Frühgeburt kommen, weil aus medizinischen Gründen die Geburt eingeleitet wird.

Je nach Alter und Zustand des Kindes wird es normal geboren werden können oder man rät Ihnen zu einem Kaiserschnitt, wenn die normale Geburt als zu belastend für Ihr Kind eingeschätzt wird.

Auf der Frühgeborenen-Station wird Ihr Kind im Brutkasten (Inkubator) mit konstanter Wärme versorgt und mit Infusionen oder einer Magensonde ernährt, bis es genügend Kraft hat, aus der Flasche oder der Mutterbrust zu trinken. Herzschlag und Atmung werden überwacht und die Atmung wird mit Anreicherung von Sauerstoff im Brutkasten oder über einen Schlauch in der Nase (CPAP) oder mithilfe der Intubation unterstützt beziehungsweise ersetzt. Eine große Gefahr für die Frühgeborenen liegt in dem Infektionsrisiko. Darum werden strenge Sterilitätsregeln eingehalten. Obwohl Ihr Kind rein körperlich optimal versorgt ist, fehlt ihm doch die Nähe zu seiner Mutter, das Geräusch Ihres Herzschlages, das Gefühl vom Fruchtwasser und der Gebärmutter, Ihre Stimme und die des Vaters. Es ist herausgefallen aus seiner Welt und sucht sicher nach dem alten vertrauten Raum im Körper der Mutter. Sooft Sie also können, sollten Sie zu Ihrem Kind gehen, sich neben den Inkubator setzen, mit Ihrem Kind reden, ein Lied singen und es auf Ihre Brust legen, wenn möglich. Diese Methode des Hautkontaktes zum Kind, genannt Känguru-Methode, wurde von der Kinderärztin Marina Marcovich entwickelt und später generell in die Betreuung Frühgeborener übernommen. Sie beschreibt diese Methode und ihre Beobachtungen in ihrem Buch »Frühgeborene – zu klein zum Leben?«. Die Kinder werden nackt, mit allen Schläuchen und Kabeln, die sie noch brauchen, auf die nackte Brust von Mutter oder Vater, die direkt neben dem Inkubator sitzen, gelegt. Durch die intensive körperliche Nähe erfährt das Kind wieder Geborgenheit. Die Eltern finden wieder leichter in die emotionale Bindung und können die zu frühe Trennung von Mutter und Kind ein wenig ausgleichen. Selbst wenn Sie keine direkten Reaktionen auf Ihre Nähe wahrnehmen, können Sie davon ausgehen, dass Ihr Kind die Nähe spürt und es ihm guttut. Frühchen,

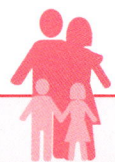

Für Familien

Wenn Sie schon ein oder mehrere Kinder zu Hause haben, werden Sie vermutlich in ein Gefühl der Zerrissenheit kommen. Für die Kinder zu Hause sollten Sie daheim sein, für das zufrühgeborene »neue« Kind sollten Sie in der Klinik sein und Sie selbst sollten sich eigentlich im Wochenbett erholen und pflegen lassen. Es gibt wohl für diese Situation keinen Tipp, der diese Zerrissenheit auflösen kann. Es gilt, diesen Zustand zu akzeptieren und so gut es geht mithilfe von Freunden und Familie zu organisieren. Das Wochenbett sollten Sie nachholen, wenn Ihr Kind nach Hause entlassen wird. Ihnen steht dann, unabhängig davon, wie lange die Geburt her ist, Hebammenhilfe zu. Wenn plötzlich keine Geräte mehr um Ihr Kind herum sind, wird es Ihnen gut tun, mit der Hebamme zusammen nach dem Wohlergehen Ihres Kindes zu schauen. Wenn es bis dahin mit dem Stillen noch nicht so klappt, wird Ihnen die Hebamme mit Rat und Tat zur Seite stehen. Auf jeden Fall bieten sich jetzt Betttage an, in denen Sie mit Ihrem Kind den verpassten Hautkontakt nachholen können und es so oft an Ihrer Brust trinken lassen, wie es geht. Schön wäre es, wenn der Vater auch für die ersten Tage zu Hause mit in die gemeinsame Geborgenheit von Bett und Familie eintauchen könnte.

die häufig känguruhen, entwickeln sich erfahrungsgemäß schneller und zeigen weniger Stresssymptome.

Eine Frühgeburt ist sowohl für das Kind als auch für die Eltern ein Schock: die unerwartete Geburt, Komplikationen, Sorgen und Ängste um die Gesundheit, Dankbarkeit gegenüber der Medizin, die das Überleben des Kindes möglich macht. Gleichzeitig eine große Hilflosigkeit und das befremdliche Gefühl auf der Kinder-Intensivstation: die Sterilitätsmaßnahmen, das Gepiepse der Geräte, die Kabel und Schläuche an Ihrem kleinen zarten Kind. Das alles kann fast surreal wirken, wie in einem Film, und eventuell möchte ein Teil in Ihnen davonlaufen und mit dem allem nichts zu tun haben, weil es irgendwie auch schrecklich anzusehen ist.

Und gerade jetzt und hier müssen Sie zusammen mit Ihrem Partner Ihren Mut zusammennehmen und hineingehen in diese seltsame Welt. Vielleicht ist Ihrem Kind auch nach Weglaufen zumute. Es kann aber nicht. Sie gehören noch immer zusammen, auch wenn Sie mehr voneinander getrennt sind, als Ihnen lieb ist. Die medizinische Versorgung ist das eine, die emotional-menschliche Versorgung ist das andere. Mag das Pflegepersonal noch so freundlich und patent mit Ihrem Kind umgehen, es kann Ihre Elternliebe nicht ersetzen. Und wenn Sie diese Elternliebe noch nicht spüren, dann tun Sie es einfach aus dem Wissen heraus, dass Ihr Kind Sie nun braucht. Die Gefühle werden folgen. Es ist ganz normal, wenn die Gefühle der Elternliebe in dieser Situation noch gar nicht aufkommen. Sie sind, wie Ihr Kind, im Schock. Und Sie brauchen wie Ihr Kind den Kontakt, um den Schock zu überwinden.

Totgeburt

Das Sterben eines Kindes, das noch nicht einmal geboren ist, ist ein schlimmes Erlebnis, das wohl jeden von uns zutiefst erschreckt. Dennoch kann ein begonnenes Leben zu jedem Zeitpunkt zu Ende gehen. In der Frühschwangerschaft als Fehlgeburt, in der späten Schwangerschaft als Totgeburt und nach der Geburt als plötzlicher Kindstod. Zum Teil liegt das an einer Erkrankung oder Fehlbildung des Kindes, manchmal findet sich aber auch keinerlei medizinische Erklärung. Die Frage nach dem »Warum?« drängt sich auf und kann doch meistens nicht beantwortet werden. Leben kommt und geht. Nicht weil wir das wollen, sondern weil es mit uns geschieht. Und sosehr wir uns wünschen, darauf Einfluss zu nehmen, sind wir doch eher diejenigen, die lernen müssen, zu akzeptieren, was uns geschenkt und genommen werden kann.

So bald nach der Freude über ein kommendes Leben mit dem Tod in Berührung zu kommen, ist ein großer Schock für die Eltern und es finden sich kaum Worte, um zu beschreiben, welche Gefühle ein solches Erlebnis auszulösen vermag.

Der Tod ist in unserer Gesellschaft ein Tabuthema. Die meisten von uns haben noch nie einen toten Menschen gesehen. Wir wollen nichts damit zu tun haben. Und so gesellt sich zu dem emotionalen Schock und Schmerz, zu der Empörung vielleicht auch, noch die Unsicherheit im Umgang mit dem Tod dazu. Wie sieht mein Kind wohl aus, wenn es schon tot ist? Wie fühlt es sich an? Die Vorstellung, einen toten Körper zu berühren, ist für die meisten Menschen von uns unheimlich, gruselig, fremd. Und wenn Ihr Kind in der Schwangerschaft gestorben ist, dann steht Ihnen die Geburt dieses toten Kindes noch bevor. Allein die Vorstellung, im Körper ein totes Kind zu beherbergen,

kann mit unterschiedlich beängstigenden Vorstellungen behaftet sein. Und dann soll man noch eine Geburt mit den Schmerzen durchstehen, wo doch am Ende keine Freude auf das Kind die Mühe entlohnt.

Und doch sind gerade die körperlichen Schmerzen eine Hilfe, um aus der Starre, dem Schreck und dem Entsetzen herauszukommen in Bewegung, Worte und Gefühle aller Art. Der emotionale Schmerz kann sich mit dem körperlichen Schmerz zusammen entladen. Und aus all den Fragen, Unsicherheiten und Ängsten, die den Kopf so schwer und dumpf machen, wird unmittelbare Wirklichkeit. Denn Sie, die Mutter und der Vater des Kindes, Sie sind lebendig. Ob Sie es wollen oder nicht, so grotesk es sich anfühlen mag. Immer

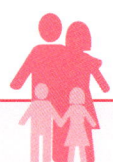

Für Familien

Wenn Sie schon Kinder in Ihrer Familie haben, stellt sich auch die Frage, wie man mit ihnen am besten in so einer Situation umgeht. Ein Grundgedanke vieler Eltern lautet: »Ich muss meine Kinder schonen. Das verkraften sie nicht.« Meine Beobachtungen zeigen das Gegenteil. Gerade die Kinder sind Meister darin zu verstehen, wie Gefühle kommen, ausgedrückt werden und wieder gehen. Sie haben noch keine Erwartungen an sich, keine innere Autorität, die ständig versucht, sich selbst zu manipulieren. Sie sind gerade so, wie sie jetzt sind, und zeigen das auch. Sie können uns mitnehmen, uns Mut machen, die Dinge zu benennen und die Vielfalt von Gefühlen zu leben. Und genau das ist es, was hilft, Erlebnisse zu begreifen und mit ihnen umzugehen, ohne dass sie sich als Trauma in unserer Seele unbeweglich und starr festsetzen müssen.

dann, wenn wir etwas erleben müssen, was wir nicht wollen, helfen uns unsere Sinne dabei, das Unfassbare zu begreifen. Trauen Sie sich ruhig zu, Ihr Kind, auch wenn es gestorben ist, anzusehen. Die Wirklichkeit ist besser, heilsamer meist, als die Fantasien, die unser Unterbewusstsein in unseren Kopf schickt. Fast alle Eltern fürchten sich davor, ihr totes Kind zu sehen und es zu berühren, und sind erstaunt, wie schön es doch ist und wie gut es sich anfühlt.

Die Hebammen und Ärzte begleiten Sie bei jeder Geburt, auch wenn es die Geburt eines toten Kindes ist. Sie werden Ihnen genau erzählen, was auf Sie zukommt. Die größte Angst ist oft die Angst vor dem Ungewissen, vor dem, was Sie nicht kennen, auf das Sie sich nicht vorbereitet haben, von dem Sie höchstens Bilder aus dem Fernsehen, womöglich noch aus Horrorfilmen, zur Verfügung haben. Das Sterben von Kindern ist ein stummes Thema. Man denkt, niemand hat so etwas schon erleben müssen. Aber es ist vielmehr so, dass darüber nicht gesprochen wird.

Die Angst, auf Unverständnis zu stoßen, den Schreck und die Hilflosigkeit im Gesicht der Menschen zu ertragen, denen man davon erzählt, die Wortlosigkeit auszuhalten, die dann entsteht, gehören mit zu den Gründen, warum sich die Eltern mit diesem Schicksal zu ihrer Trauer oft auch noch sehr einsam und wie ausgeschlossen fühlen aus dem Kreis ihrer Mitmenschen.

Daher können auch in diesen besonderen Situationen des Lebens Beratungsstellen, Selbsthilfegruppen und psychologische Begleitung sehr hilfreich sein.

Unter *www.initiative-regenbogen.de* finden Sie Beratungsstellen in Ihrer Nähe.

Der Verlust Ihres Kindes wird Sie vermutlich ein Leben lang begleiten. Der Trauerprozess braucht oft deutlich mehr Zeit als erwartet.

KAPITEL 6

Die letzten vier Wochen vor der Geburt: Es bereitet sich vor

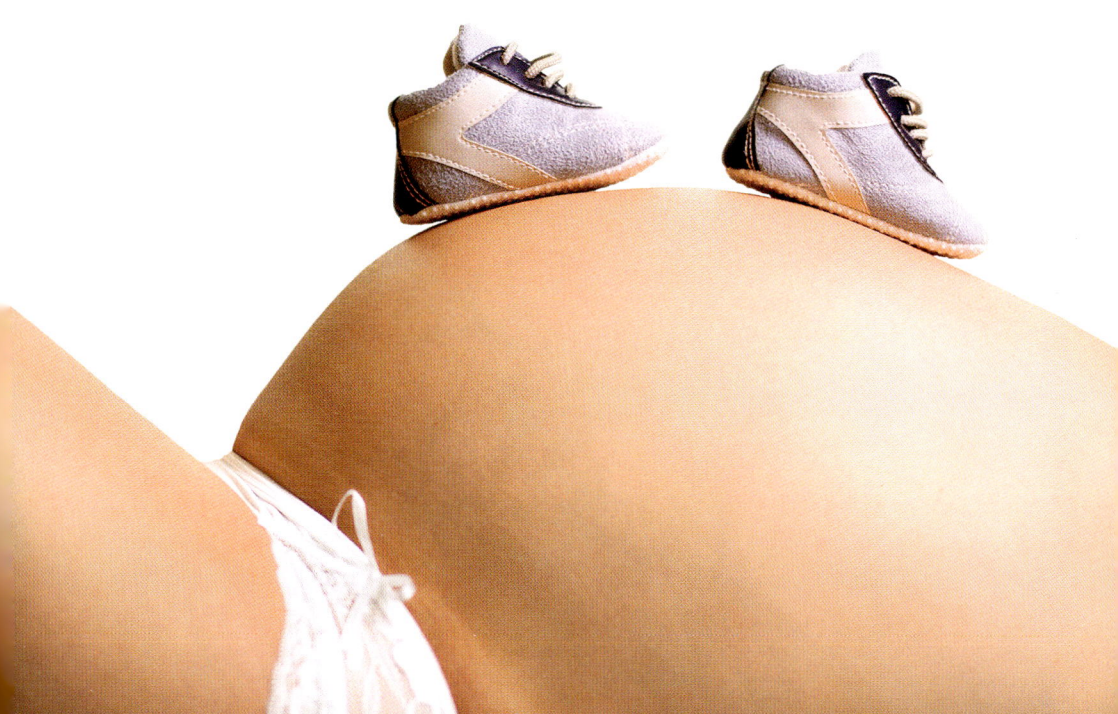

Für eine gute Geburt ist eine gute Vorbereitung unerlässlich und diese beginnt vier Wochen vor der Geburt. Somit schließt sich die Schwangerschaft schon jetzt ab. Das Kind begibt sich in Startposition, Richtung Ausgang. Der schwangere Bauch rutscht tiefer, wölbt sich mitunter mehr nach außen, wird zu einer Kugel für sich. Bereit, sich von der Basis »Mutter« zu trennen.

Die Entwicklung des Kindes – die Ruhe vor dem Sturm

Es wird ruhiger im Bauch. Die Menge an Fruchtwasser, in der das Kind schwimmt, wird weniger und damit werden die Bewegungen mühsamer.

Es rutscht ein Stück vom Herzen seiner Mutter weg, tiefer in das Becken hinein, direkt und nah an den Muttermund, die Gebärmutteröffnung. Sein Kopf ist mit der oberen Hälfte, wie von einer Mütze oder einem Helm, fest eingepasst in das Becken. Es kann seinen Kopf noch ein wenig hin und her drehen, aber es spürt nun deutlicher die unmittelbare Nähe der mütterlichen Beckenmuskulatur, die um seinen Kopf herum liegt.

Möglicherweise erkennt der werdende Vater als erster die Veränderung an seiner Frau. Wenn er sie von der Seite her anschaut, hat sich die Form des Bauches verändert. Zeichnete er vorher in der Silhouette eher einen runden Halbkreis,

wird er jetzt die Form einer Birne angenommen haben.

Körperliche Vorgänge der Frau

Die Frau selbst bemerkt diesen ersten kleinen Loslösungsprozess daran, dass sie oben im Bauch unter den Rippen wieder mehr Platz hat zum Atmen und ihr Magen wieder größere Mahlzeiten in sich aufnehmen kann. Sie bemerkt vielleicht, dass sie nun öfters und für kleinere Mengen Urin zur Toilette geht, weil ihre Harnblase sich den Platz im Becken mit ihrem Kind teilen muss. Manchmal verändert sich auch der Gang, mit etwas Humor kann man ihn als »Watschelgang« bezeichnen. Er wird breitbeiniger, mit dem Gefühl, das Köpfchen vom Kind schon zu spüren im Becken.

Durch hormonelle Veränderungen im Körper der Frau wird das Bindegewebe, vor allem am Muttermund, weicher und beginnt zu reagieren auf kleine Wehen und den Druck des Kindes. Der Muttermund stellt sich um, von seiner vorherigen Aufgabe des Verschließens und Haltens des Kindes auf das Öffnen, um das Kind aus der Mutter zu entlassen.

Die Gebärmutter stellt sich auf die bevorstehende Geburt ein, indem sie Oxytocinrezeptoren ausbildet. Oxytocin ist ein Wehenhormon. Das Kind bestimmt den Beginn der Ausschüttung von Oxytocin, auf den die Mutter, wenn genügend Rezeptoren gebildet sind, reagieren kann. Damit bestimmt hauptsächlich das Kind den Zeitpunkt der Geburt.

Das Muttermundgewebe wird intensiver durchblutet, was die Frau oft daran bemerkt, dass sie vermehrten und dünneren Ausfluss hat. Der innere Muttermund beginnt sich langsam zu öffnen, sodass der Gebärmutterhals kürzer wird. Die Position des Gebärmutterhalses verändert sich. Während er in der Schwangerschaft leicht nach hinten, Richtung Steißbein geneigt war, um dem Druck der schwangeren Gebärmutter nicht direkt ausgeliefert zu sein, bewegt er sich in diesen vier Wochen in die Mitte der Vagina, sodass die Wehenkraft sich nun optimal am Muttermund auswirken kann.

Die Wehen in dieser Zeit bezeichnet man als Senkwehen, denn sie bewirken das Herabsinken des Kindes tiefer in das mütterliche Becken hinein. Der Gebärmutterhals wird daraufhin kürzer und der Muttermund öffnet sich manchmal schon ein wenig. Die Frau kann diese Wehen meist als ein Ziehen im Unterleib spüren, ähnlich den Menstruationsbeschwerden. Wie dort auch, spüren manche Frauen die Wehen vorne über dem Schambein, andere im unteren Rücken. Eine Wärmflasche tut dann oft gut, oder eben das, was die Frau schon von sich kennt.

Dieses Ziehen also, das nicht gerade angenehm ist, aber auch nicht ernsthaft als Schmerz bezeichnet werden kann, gehört zu den Vorzeichen, über die sich die Heb-

ammen und Geburtshelfer freuen. Denn es bereitet das Gewebe so gut vor, dass die Öffnung des Muttermundes bei der Geburt dann leichter wird.

Seelische Vorgänge der Frau

Das Schwangersein will verabschiedet werden, um der Geburt entgegenzugehen. Es macht also Sinn, sich als Eltern in dieser Zeit der Vorbereitung, die uns der Körper vorgibt, auch seelisch und emotional auf die Geburt einzustimmen. Und das bedeutet zunächst einmal, die Zeit der Schwangerschaft zu verabschieden. Und sowohl dem Geburtsprozess als auch der Ankunft des Kindes mit offenem Herzen entgegenzusehen. Jetzt, spätestens, ist das Ansprechen unangenehmer Gedanken dazu angezeigt.

Dazu hat mir eine Hebamme, die in den Dörfern Afrikas gearbeitet hat, Folgendes berichtet: Wenn eine Geburt ins Stocken gerät, dann werde die Gebärende und alle anderen Personen in dem Raum dazu aufgefordert, ihre Kleidung und Taschen nach Knoten zu durchsuchen und gegebenenfalls diese zu lösen. Liegt eine Person mit jemandem im Streit, dann ist auch das ein Knoten. Entweder die Person kann den Streit lösen, indem sie der anderen Person verzeiht und mit ihr Frieden schließt, oder sie wird im Geburtsraum nicht mehr geduldet.

Es geht also bei der Geburt, und eben

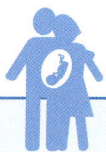

Fragen der werdenden Mutter und dem werdenden Vater

→ *Werde ich eine gute Mutter, ein guter Vater sein?*

→ *Wie wird sich unsere Liebesbeziehung verändern, wenn wir immer zu dritt sind?*

→ *Was ist, wenn unser Kind nicht gesund ist?*

→ *Werde ich genügend Kraft für die Geburt haben?*

→ *Werde ich mit den Schmerzen umgehen können?*

→ *Wie wird es sein, meine Frau mit Schmerzen zu erleben, ohne sie ihr abnehmen zu können?*

→ *Werde ich unser Kind schön finden und in mein Herz schließen?*

→ *Werde ich das neue Kind genauso lieben wie unser Erstgeborenes?*

→ *Wie werden die Geschwisterkinder reagieren und wie wird sich unser Familiensystem ändern?*

→ *Was, wenn es wieder so wird wie bei der letzten Geburt?*

Alle diese und andere Fragen gehören natürlicherweise zu dem Abenteuer des Elternwerdens dazu.

Tauschen Sie sich aus mit Ihrem Partner, Ihrer Partnerin, mit Freunden oder den eigenen Eltern: »Wie war das denn eigentlich bei dir damals? Als ich geboren wurde?«

Wenn diese Unsicherheiten keinen Ausdruck finden, dann blockieren sie möglicherweise den Vorgang des Öffnens, und Geburt bedeutet Öffnen.

auch schon in der vorbereitenden Zeit, in erster Linie darum, nichts zurückzuhalten. Keine Gefühle, keine »Geheimnisse«, kein Misstrauen und keine Ängste. Solange etwas zurückgehalten wird, blockiert das den Vorgang der Geburt, des Öffnens, des Gebens. Viele Frauen glauben, sie sollten keine Ängste haben. Das ist nahezu unmöglich angesichts einer Geburt. Ängste gehören zu jeder Geburt dazu, sie sollten allerdings nicht so viel Macht über die Frau gewinnen, dass ihre Kräfte und ihre Freude auf das Kind überdeckt werden. Im Bild gesprochen, sollte die Frau ihre Angst an die Hand nehmen wie ein Kind. Das ist nur möglich, wenn die Angst sichtbar sein darf, also gezeigt werden kann. Dann ist sie da, übernimmt aber nicht die Führung über die Frau.

Ein Gespräch mit Ihrer Hebamme kann oft weiterhelfen. Sie kennt die verschiedenen Ängste schwangerer Frauen und wird Ihnen zuhören. Manche Ängste lassen sich aus dem Weg räumen, für andere kann gemeinsam ein Weg gefunden werden, damit umzugehen. Manchmal hilft schon allein das Wissen darum, dass andere Frauen auch so fühlen. Im Beratungsgespräch gibt es weder falsche Gefühle noch dumme Fragen.

Die hormonelle Umstellung, die das Gewebe der Frau weicher werden lässt, lässt auch die Seele der Frau weicher werden. Diese Hormone wirken auf den Gesamtorganismus: Körper–Seele–Geist. Emotional zieht sich die Frau oftmals in diesen vier Wochen zurück in sich selbst, zu ihrem Kind, oder auch ganz diffus zurück in

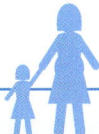

Für Frauen mit Geburtserfahrung

Schon eine oder mehrere Geburten erlebt zu haben eröffnet noch andere Möglichkeiten der Geburtsvorbereitung. Die Erfahrungen, die Sie gemacht haben, prägen die nächste Geburt. Es lohnt sich daher schon im Vorfeld, noch einmal die Erinnerungsreise zurück zu den erlebten Geburten anzutreten. Besprechen Sie Ihre Empfindungen, Ängste und Wünsche mit Ihrem Partner und mit Ihrer Hebamme. Oft gibt es ganz konkret Möglichkeiten, das Erlebte konstruktiv zu nutzen für die jetzige Geburtsplanung. Hatten Sie zum Beispiel beim ersten Kind einen Dammriss oder Dammschnitt, der Ihnen viel Kummer bereitet hat, dann können Sie sich jetzt mit intensiver Damm- und Narbenmassage besonders gut vorbereiten und sich für die Geburt eine Position vornehmen, die den Damm schont: Wassergeburt oder Geburt im Vierfüßlerstand. Und Sie können sich schon jetzt vornehmen, am Ende der Geburt, trotz Pressdrang, sich ganz und gar auf das Atmen und Weichwerden zu konzentrieren. Oder Sie erinnern sich daran, dass Sie das Geräusch des CTGs bei der Geburt gestört hat. Dann bitten Sie die Hebamme dieses Mal, den Ton leiser zu stellen. Vielleicht haben Sie gar nicht gewusst, dass man die Lautstärke regulieren kann.

Auf manche Wünsche oder Ängste gibt es keine konkreten Möglichkeiten zu reagieren. Dennoch hilft es, die Erinnerung wieder aufzufrischen, um sie im Gespräch auszudrücken und dadurch innerlich freien Raum zu schaffen für eine neue Erfahrung. Diese bevorstehende Geburt wird ähnlich sein, denn die gebärende Frau ist die gleiche. Und sie wird anders sein, denn Sie stehen jetzt an einem anderen Punkt Ihres Lebens und das Kind, mit dem Sie gemeinsam die Geburt meistern werden, ist ein anderes.

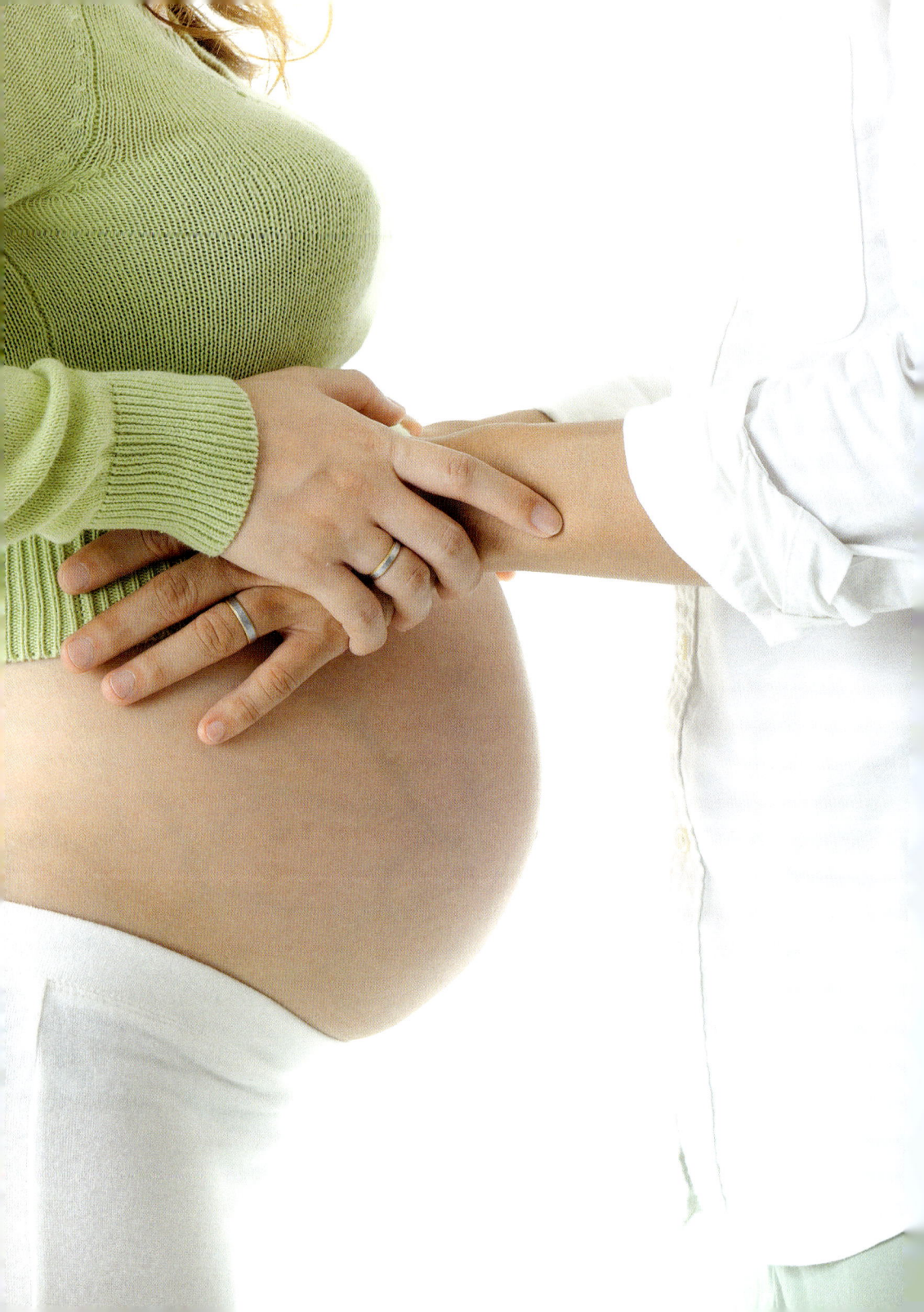

ein Niemandsland, einen Zwischenraum zwischen Frau und Mutter, der weder Form noch Gestalt hat, weil er im Werden begriffen ist.

Manche Frauen beschreiben diesen Zustand ähnlich ihrem Zustand vor der Menstruation: empfindsam, reizbar oder weinerlich, wattig vielleicht.

Das äußere Leben tritt mehr in den Hintergrund, ist nicht mehr so wichtig, nur noch Familie ist von Bedeutung. Man könnte diesen Zustand als egozentrisch bezeichnen, wenn dieser Begriff nicht so negativ behaftet wäre. Denn diese Egozentrik ist gesund und zu begrüßen. Sie zeigt, dass sich die Energien und Kräfte der werdenden Mutter nach innen ziehen, um die Geburt gut vorzubereiten. Die Hormone nehmen also jetzt die Zügel in die Hand und steuern den Körper, während der Kopf von seinem Thron geworfen wird. Dieser Vorgang ist wunderbar, denn, wie ein altes Hebammen-Sprichwort sagt: »Wir gebären mit unserem Bauch, nicht mit unserem Kopf.«

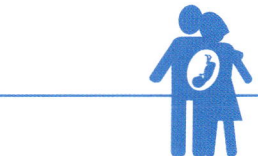

Der werdende Vater

Das Bedürfnis der werdenden Mutter, alles für das Baby fertig und vorbereitet zu haben, vom praktischen Bettchen über die Wärmelampe am Wickeltisch bis zur ständigen Erreichbarkeit ihres Mannes, gehört zum viel beschriebenen Nestbautrieb, in den der werdende Vater auch integriert ist.

Die Frau braucht die äußere Sicherheit für das innerliche Loslassen des Kindes. So können Frauen ihr Kind nur guten Gewissens aus der Geborgenheit ihres Leibes entlassen, wenn sie um einen sicheren, geborgenen Schutzraum wissen, in den sie ihr Kind hinein gebären können.

Das bedeutet für den werdenden Vater, dass er sich nun um die äußeren Dinge des Lebens kümmern muss. Er vollendet den Nestbau!

Und indem er den Kontakt mit der Außenwelt übernimmt, zum Beispiel den Großeinkauf, mögliche Behördengänge oder ein anstehendes Gespräch mit den nörgelnden Nachbarn, gibt er seiner Frau den Raum, in den sie sich zurückziehen kann, um ihre Kräfte im Inneren zu sammeln für die Geburt. Dann ist er herzlich eingeladen, sich zu Mutter und Kind dazuzugesellen, ihre Stimmung aufzunehmen und mit dabei zu sein.

Jetzt, wo die Geburt kurz bevorsteht, lohnt sich noch ein Blick auf die Gefühle der Männer, die bei Geburten dabei sind. Die meisten beschreiben das Erlebnis als sehr wichtig für sie und sind froh, dabei gewesen zu sein. Sie beschreiben ihre Rolle als einen Rückzug aus der aktiven Beschützer- in die passive Unterstützerrolle. Manche beschreiben, dass sie sich

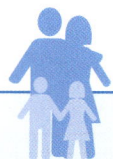

Für Familien

Meistens übernimmt der Vater in den Familien mit Kindern schon vor der Geburt mehr Aufgaben, die mit der Versorgung des Geschwisterkindes zu tun haben. Im Hinblick auf die Zeit nach der Geburt, in der die Mutter mit dem Neugeborenen das Bett hütet, kann schon jetzt die Umstellung beginnen auf die veränderten Rituale des Familienalltags. Damit diese Umstellung nicht von einem auf den anderen Tag stattfinden muss, entscheiden Sie als Eltern nun, vor der Geburt, welche Rituale Sie erhalten und welche Sie ändern werden. Zum Beispiel: »Wir essen erst, wenn alle am Tisch sitzen«, oder: »Die Mama bringt immer das große Kind ins Bett.« Gehen Sie gemeinsam Ihren Tagesablauf durch und beginnen Sie, die Veränderungen schon zu leben, sich gemeinsam umzustellen und damit den inneren und äußeren Raum vorzubereiten auf die Ankunft des neuen Menschen in Ihrer Familie.

Nehmen Sie Ihre Kinder mit in Ihre Vorbereitungen. Zeigen Sie Ihnen Ihre Freude auf das Baby. Ihre Einstellung zählt: Wenn sich Mama und Papa auf das Baby freuen, dann können es die Geschwisterkinder Ihnen nachmachen. Sie tun es vielleicht nicht vom ersten Moment an, da ist jedes Kind unterschiedlich. Lassen Sie Ihren großen Kindern die Zeit, die sie brauchen, um ihren persönlichen Kontakt zu dem neuen Kind aufzubauen. Wenn Sie aber unsicher sind, ob Ihr Kind sich vernachlässigt fühlen könnte, dann spürt es diese Unsicherheit und erfährt dadurch tatsächlich einen Kontaktverlust. Es ist das Natürlichste der Welt, Geschwister zu bekommen, es gibt überhaupt keinen Grund für ein »schlechtes Gewissen«. Die Kinder bekommen einen Verbündeten gegenüber den Eltern, sie erlernen Sozialkompetenz und sind weniger allein. Das Abrücken der Mutter von den Großen, um sich um das Kleine zu kümmern, ist ein natürlicher Prozess. Jedes Kind hat diese exklusive Nähe zur Mutter genossen und nun ist es größer und genießt andere Dinge, wie zum Beispiel das Zusammensein mit dem Vater.

unsicher und überflüssig gefühlt haben, weil sie den Kontakt zu ihrer Frau verloren haben.

So unterschiedlich die Erlebnisse auch sind, Männer beschreiben das Geburtserlebnis oft als sehr emotional und konfrontierend mit dem unangenehmen Gefühl, hilflos zu sein, nichts machen zu können. Den Frauen aber ist die bloße Präsenz ihrer Männer sehr wertvoll.

Sie erwarten oft gar nicht mehr von ihren Männern. Diesen ist das aber unter Umständen neu, dass lediglich ihre Präsenz und ihre Liebe gewünscht und gebraucht wird. Dinge, die man nicht sehen und messen kann und von denen man nicht einmal weiß, ob man sie gut macht.

Seitdem die Väter in die Kreißsäle eingezogen sind, konnte festgestellt werden, dass die Kaiserschnittrate bei den Geburten, bei denen der Mann mit dabei war, geringer war als bei den Frauen, die allein zur Geburt kamen. Auch waren die Frauen, deren Männer dabei waren, zufriedener mit ihren Geburtserlebnissen.

Wo steht denn also der werdende Vater im Geburtsgeschehen? »Am Rande«, so bezeichnen die meisten Männer ihre Position, denn das Zentrum bilden Mutter und Kind. Der Mann steht idealerweise aber nicht am Rand, sondern er bildet einen Schutzkreis um Mutter und Kind. Der werdende Vater bietet archetypisch den Schutz nach außen. Stellen wir uns eine Geburt im Dschungel vor, so werden die Männer dafür Sorge tragen, dass das Geburtszelt von wilden Tieren nicht angegriffen wird.

Heutzutage fehlen die angreifenden Tiere und dazu auch die Frauen und Nachbarinnen, die der Gebärenden menschlichen Zuspruch und Pflege gegeben haben. Was früher die wilden Tiere waren, ist heute der Kampf mit der Organisation: »Werde ich schnell genug von der Arbeit zu meiner Frau fahren können, wenn es losgeht?«, und: »Wie wird die Autofahrt zum Geburtsort gelingen, eventuell bei

Schnee und Eis oder einem Stau auf der Autobahn?« Eventuell muss sich der Mann auch im Außen um seine Frau kümmern, wenn im Krankenhaus räumliche oder personelle Schwierigkeiten entstehen. Zusätzlich sind die Männer von heute mit der Erwartung konfrontiert, ihre Frauen durch die Geburt zu begleiten. Denn die Zeit, in der sich Frauen natürlicherweise gegenseitig bei der Geburt unterstützten, gehört der Vergangenheit an. Für manche Männer ist das ganz selbstverständlich, andere fühlen, dass sie bei einer Geburt nicht in ihrer Kraft sind, sich nicht wohlfühlen und damit natürlich auch keine gute Unterstützung anbieten können. Es gehört heute zum guten Ton, bei der Geburt seines Kindes anwesend zu sein. Es sollte aber eine freie und individuelle Entscheidung des Mannes sein. Es hat nichts mit einer guten oder schlechten Partnerschaft zu tun, auch nicht mit einem guten oder schlechten Vater. Sondern einzig und allein mit unterschiedlichen Charakteren von Männern. Und entscheidet sich der Mann dagegen, dann kann das Paar gemeinsam schauen, wer die Begleitung der werdenden Mutter an seiner statt gut übernehmen kann.

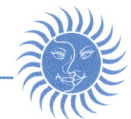

Unterstützende Maßnahmen

Körperentspannung und Visualisierung

Als Vorbereitung auf die Geburt empfehle ich Ihnen, die Körperentspannung  zu wiederholen und auf Ihre persönliche Art so zu verkürzen, dass sie nicht länger als 3–5 Minuten dauert. Dann können Sie sie in der Geburt auch zwischen den Wehenpausen machen, um sich zu entspannen und im Loslassen zu unterstützen.

Alle drei Visualisierungen der Audio-CD  sind in dieser Zeit empfehlenswert, weil sie Ihnen Sicherheit geben und den Kontakt zu Ihrem Kind verstärken. Entscheiden Sie sich für eine der drei und wiederholen Sie diese. Die Kraft der inneren Bilder verstärkt sich nicht durch Vielfalt, sondern durch Wiederholung und Klarheit.

und damit findet eine Entschlackung des Darms statt, welche sich förderlich auf die Verdauung auswirkt.

→ Es ist grundsätzlich sehr empfehlenswert, auf eine leichte Verdauung zu achten, damit alle Vorgänge im Becken ungestört fließen können (weitere Tipps dazu siehe Kapitel 5 »Unterstützende Maßnahmen«).

Zur Vorbereitung des Beckengewebes

Heublumensitzbad: Ab 3 Wochen vor der Geburt, 2 x in der Woche: 1 Handvoll Heublumen (in der Apotheke erhältlich) in einen kleinen Topf mit Wasser geben, aufkochen, den Topf in die Toilettenschüssel stellen und sich, wenn der Dampf nicht mehr zu heiß ist, auf die Toilette setzen, sodass der Dampf in die Vagina bis zum Muttermund aufsteigen kann.

Übrigens: Früher wurde in der Gynäkologie sehr viel mit solchen Dampf-Sitzbädern gearbeitet. Sie sind zu Unrecht ganz aus der »Mode« gekommen.

Zur Vorbereitung des Muttermundes

→ Himbeerblättertee: 3 Tassen täglich, ab der 36. SSW, lockern sanft das Gewebe im kleinen Becken und am Muttermund, sodass er weicher wird und sich mit den ersten Wehen leichter öffnen kann. Auch regen die Himbeerblätter den Stoffwechselprozess im Darm an

Zur Vorbereitung des Dammgewebes

Dammmassage: Um die Dehnbarkeit des Scheidenausganges zu optimieren täglich ab ca. 3 Wochen vor der Geburt. In den Apotheken sind verschiedene Ölmischungen zur Dammmassage erhältlich. Es heißt zwar Dammmassage, aber gedehnt und massiert wird der gesamte

Scheidenausgang. Der entscheidende, gewinnbringende Faktor dabei ist aber nicht die Ölmischung, sondern der Effekt der Massage. Die genaue Anleitung zur Massage wird von den Hebammen vermittelt. Das Gewebe im weiteren Umfeld, also die Innenseiten der Oberschenkel, der Po, der untere Bauch und die Haut über den Leisten und dem Schambein, sollten unbedingt mit massiert werden. Je weicher und nachgiebiger es ist, umso mehr Dehnungskapazität hat das Dammgewebe.

Bewegung, Spaziergänge und Besuche im Thermalbad

→ Während die Frau in den letzten Wochen der Schwangerschaft vermehrt darauf geachtet hat, sich nicht zu viel anzustrengen, um vorzeitige Wehen zu verhindern, darf die Gebärmutter jetzt sogenannte Übungs- oder Vorwehen machen, die zu begrüßen sind. Der groß gewordene Muskel der Gebärmutter muss sich immer wieder zusammenziehen, um am Tag der Geburt »trainiert« zu sein. Die Bewegung des Beckens beim Gehen gibt dem Kind die Möglichkeit, sich sanft tiefer in das Becken der Mutter »hineinzuruckeln«.

→ Thermalbadbesuche unterstützen das Ausschwemmen von Ödemen und entspannen die Muskulatur, bringen den gesamten Körper der Frau ins Fließen und Weichwerden.

Ernährung

Die Ernährung sollte ebenfalls den Fluss im Körper unterstützen. Zu empfehlen sind vermehrt gekochte Speisen, Suppen, Breie. Alles, was warm macht und nicht schwer verdaulich ist. Und das, was der Frau guttut. Wenn sie darauf achtet, wird sie spüren, was ihren Körper unterstützt.

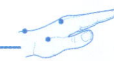

Geburtsvorbereitende Akupunktur

4 Wochen vor dem Entbindungstermin kann mithilfe der Akupunktur der Körper optimal vorbereitet werden auf die Geburt. Die Gebärmutter wird gestärkt, sodass sie kräftige Wehen bilden kann und der Muttermund sich dabei gut öffnet, die Wehen also wirksam sind. Die Erfahrungen zeigen, dass sich im Durchschnitt die Geburtsphase, in der sich der Muttermund öffnet, etwas verkürzt, wenn geburtsvorbereitend akupunktiert worden ist.

Es werden meist 3 Akupunkturtermine im Abstand von einer Woche empfohlen.

Wehenanregung bei Übertragung

→ Teemischung aus Frauenmantel, Hirtentäschel, Eisenkraut und Beifuß, Yogi-Tee

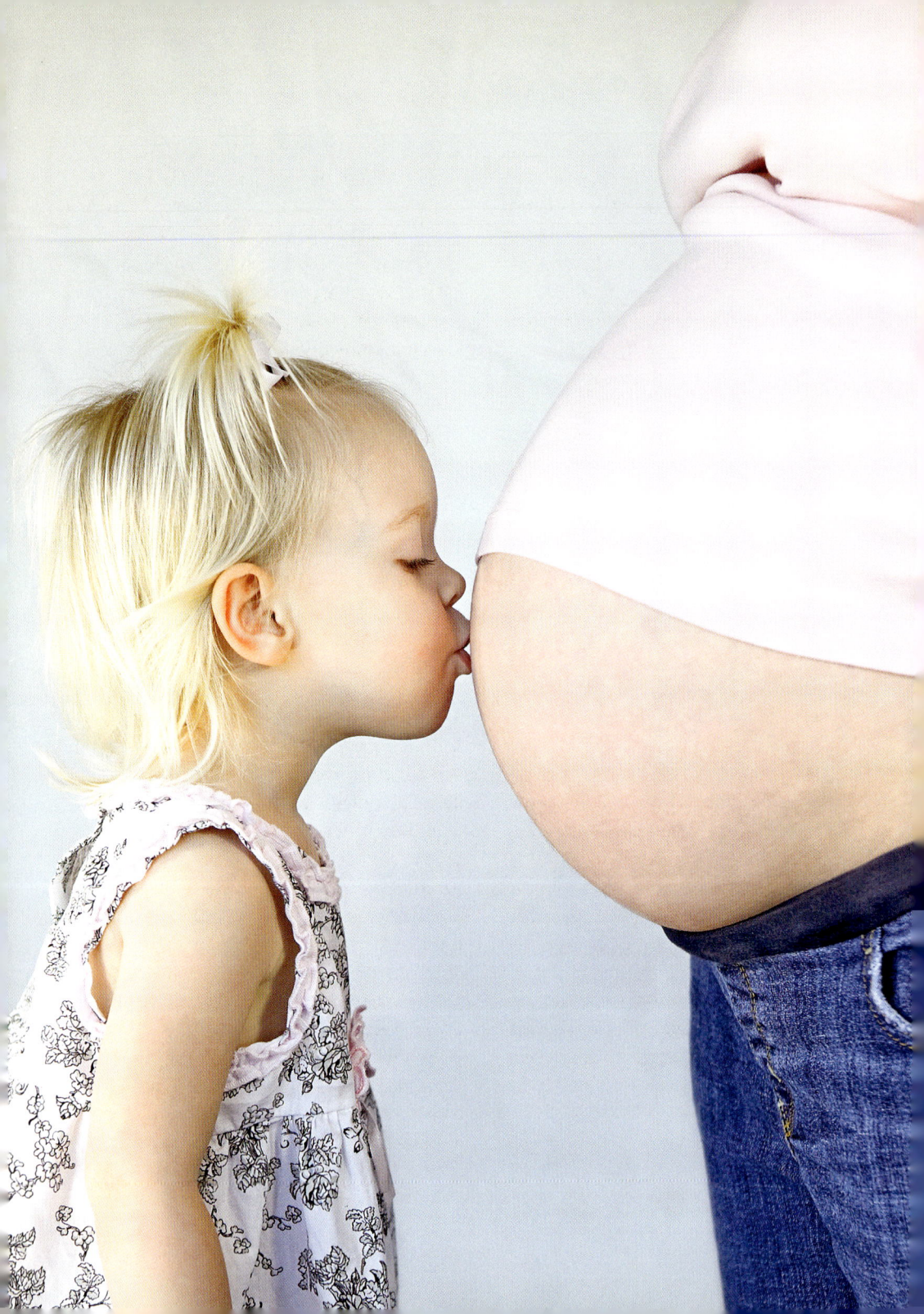

- Im Essen oder als Tee: Ingwer, Zimt, Nelken, scharfe, erhitzende Gewürze
- Körperliche Liebe leben: Die Entspannung, die Durchblutung, die Bewegung und das Prostaglandin im Sperma wirken wehenanregend.
- Wechsel von Bewegung und Entspannung

Bewegung
- In Form von Spaziergängen, in denen Sie extra viel Ihr Becken bewegen, zum Beispiel indem Sie die Knie bei jedem Schritt extra hochziehen (Storchengang), in Form von Tanzen (Bauchtanz), Übungen zum Beispiel aus dem Yoga zur Unterstützung der Beckenbeweglichkeit (tiefe Hocke)

Entspannung
- In Form von Ganzkörpermassagen, Besuch im Thermalbad, zu Hause baden, ein Tag mit Mann im Bett
- Fastentag: Sie trinken viel und essen nur Suppe
- Nelkenöltampon in Absprache mit Ihrer Hebamme oder Ihrem Arzt
- Osteopathie/Cranio-Sacral-Therapie
- Akupunktur

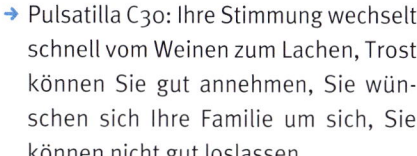

- Pulsatilla C30: Ihre Stimmung wechselt schnell vom Weinen zum Lachen, Trost können Sie gut annehmen, Sie wünschen sich Ihre Familie um sich, Sie können nicht gut loslassen
- Kalium carbonicum C30: Sie mögen sich nicht einlassen auf diesen Prozess, in dem Sie die Kontrolle abgeben müssen
- Nux vomica C30: Sie sind im Stress, Sie leiden an Verstopfung oder Durchfall
- Cimicifuga C30: Sie haben dunkle Vorahnungen, als wenn schwarze Wolken sich an Ihrem Himmel zusammenziehen
- Gelsemium C30: Sie haben Lampenfieber-Gefühle, die durch Ablenkung besser werden

Terminüberschreitung/Übertragung

Ist der ausgerechnete Entbindungstermin erreicht, so beginnt ein mehr oder weniger spannendes Warten. Die Vorsorgetermine sind nun im zweitägigen Abstand empfohlen, um mithilfe des CTGs und ggf. der Doppler-Sonographie die Versorgungsqualität des Kindes zu beurteilen. Spätestens jetzt sollte ein prüfender Blick auf die Bestimmung des Geburtstermins geworfen werden. Ist in der Berechnung damals die Zykluslänge der Frau mit eingerechnet worden? Passte die erste Größenmessung des Kindes per Ultraschall genau zu der errechneten Schwangerschaftswoche? Können Sie als Eltern einen möglichen oder auch unmöglichen Zeitpunkt der Zeugung bzw. der Empfängnis benennen? Und passt das wiederum auch zu dem angegebenen

Entbindungstermin? Nicht immer passen diese Daten zusammen und bieten doch die Grundlage für die Einschätzung der Situation. Die Schwierigkeit liegt in der Differenzierung. Haben wir es mit einer Terminüberschreitung zu tun, das bedeutet, das ermittelte Datum ist zwar überschritten, die Schwangerschaft aber gesund und die Geburt wird in wenigen Tagen beginnen. Oder haben wir es mit einer Übertragung zu tun, das bedeutet, die Schwangerschaftszeit ist beendet und aufgrund einer organischen Störung kann die Geburt nicht beginnen. Dann kann die Versorgung des Kindes in Gefahr sein. Um dieser Gefahr auszuweichen, wird zwischen dem siebten und vierzehnten Tag empfohlen, die Geburt einzuleiten. Nach einem Zeitraum von 266 Tagen Schwangerschaft ist es angemessen, die Frage nach der Notwendigkeit einer Geburtseinleitung im Einzelfall und von Tag zu Tag neu zu entscheiden. Dabei sollten die Veränderungen am Muttermund, die bei einer vaginalen Untersuchung festzustellen sind, die Beobachtungen der Frau bezüglich beginnender Wehen und die Ergebnisse des CTGs und des Dopplers berücksichtigt werden.

Die Geburtseinleitung nimmt der Mut-ter-Kind-Einheit die Möglichkeit des feinen Austarierens der Geburtsdynamik und greift damit in einen natürlichen Schutz des Geburtsgeschehens ein.

Ich möchte hier noch einmal auf den Vergleich zwischen einer Geburt und einer Bergtour zurückkommen: Der Start wird nicht nur von dem geplanten Datum, sondern auch von der Befindlichkeit der Wandernden und vom Wetter bestimmt. Ebenso wird das Tempo immer wieder im Gesamtkontext abgestimmt. Geht man zu schnell, ist man schon vor dem Ziel erschöpft und kann nicht mehr weiter. Geht man zu langsam, endet der Tag und es wird dunkel. Auch dann erreicht man sein Ziel nicht. Es braucht das richtige Tempo: fordernd, aber nicht überfordernd. Und dieses Tempo »besprechen« mütterlicher und kindlicher Organismus immer wieder neu während der Geburt mithilfe der Hormone. Dementsprechend werden mehr oder weniger Wehen entstehen. So kann es vorkommen, dass mitten in der Geburt eine Phase mit schwächeren Wehen in größeren Abständen entsteht. Das muss dann kein »Fehler« sein, sondern ist eventuell die gelungene Absprache von Mutter und Kind, weil beide oder einer von ihnen eine Erholungspause braucht, um gut weitermachen zu können.

Diese Eigendynamik des Körpers zu achten und zu respektieren und sie nicht direkt als einen fehlerhaften, zu behandelnden Vorgang zu verstehen, ist ein Unterscheidungsmerkmal zwischen einer sanften Geburtshilfe, vermehrt außerklinisch anzutreffen, und einer invasiven Geburtshilfe, vermehrt vertreten in den Kliniken.

Oft wird die Empfehlung zur Geburtseinleitung lediglich am Datum, nicht aber an den Ergebnissen der Untersuchung festgemacht.

Eine Geburtseinleitung oder eine medikamentöse Verstärkung der Wehen während der Geburt haben zur Folge, dass in diese Abstimmung der Wehenkraft zwischen Mutter und Kind künstlich eingegriffen wird. Die Geburt wird gepuscht. Damit erhöht sich die Wahrscheinlichkeit auftretender Geburtskomplikationen.

Insofern ist ein gewissenhaftes Abwägen der Vor- und Nachteile innerhalb Ihres Geburtsteams gefordert.

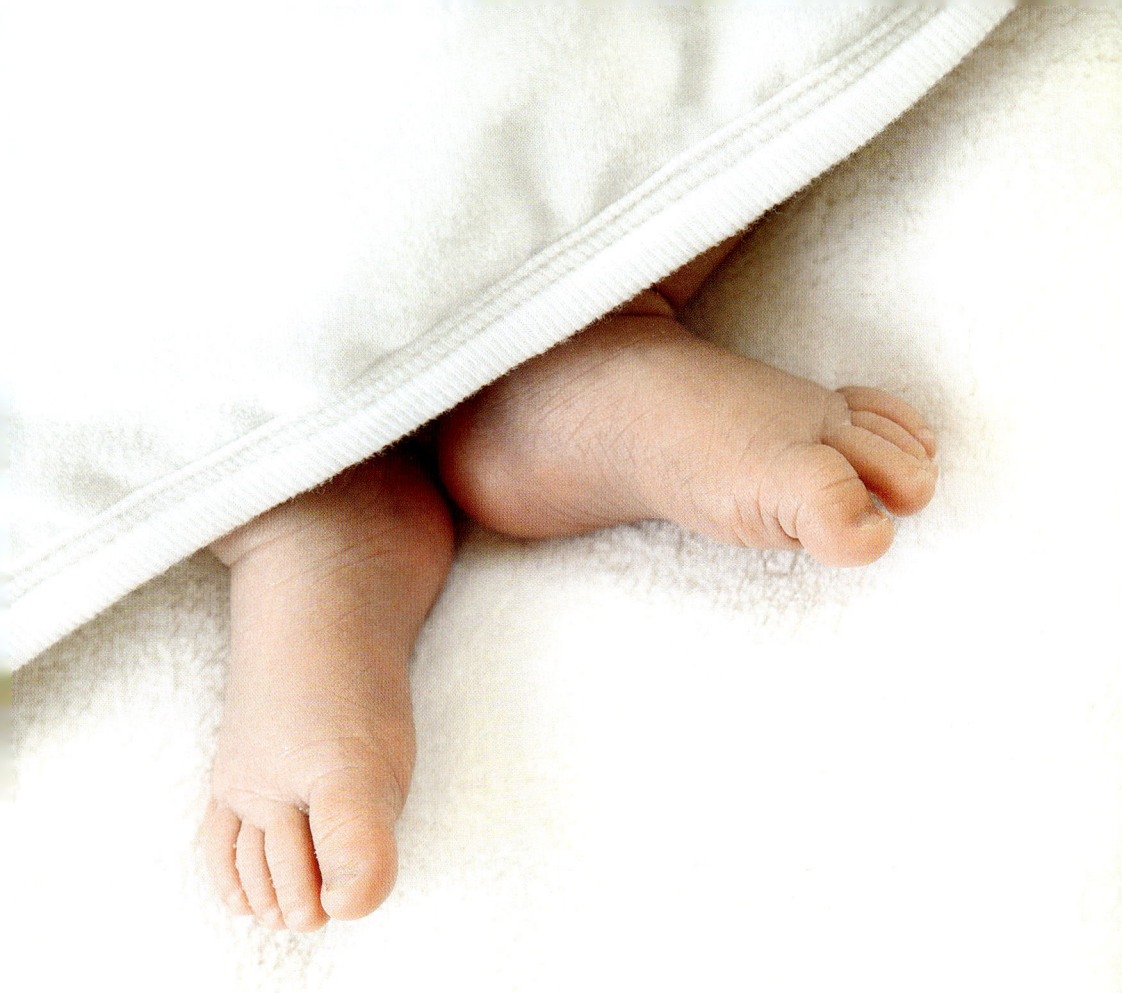

KAPITEL 7
Die Geburt:
Ein Akt der Liebe, des Mutes und der Hingabe

Ein Akt der Liebe, denn sie ist die Kraft in der Mutter, die möglich macht, dass ihr Körper weich wird und sich so weit öffnet, dass sie ihr Kind aus sich heraus gebären kann.

Ein Akt des Mutes, denn das Kind braucht Mut, um sich durch den Geburtskanal zu schieben, der es in eine vollkommen andere Welt entlässt als die, aus der es kommt.

Ein Akt der Hingabe an das Geschehen, das der Körper vorgibt. Dies ist die Herausforderung an Vater, Mutter, Kind und jeden Menschen, der bei der Geburt dabei ist: Hebammen und Ärzte eingeschlossen.

Geburt ist ein großes Ereignis

Man kann gespannt sein, sich darauf freuen, sich ängstigen und versuchen, davor wegzulaufen. Aber wer meint, man bräuchte sich darum nicht weiter zu kümmern, versäumt die einmalige Gelegenheit, den prägenden, intensiven Prozess des Gebärens und Geborenwerdens selbst zu gestalten. Auch wenn es heißt, die Frauen hätten früher ihre Kinder auf dem Feld bei der Arbeit geboren, in Tücher gewickelt und weitergearbeitet. Wenn's sein muss, setzt sich die Natur so durch. Da bleibt dann aber auch unter Umständen die Gesundheit von Mutter oder Kind auf der Strecke. Den Frauen

bleibt die Erinnerung an die Umstände der Geburt meist ein Leben lang im Gedächtnis, und für das weitere Leben des Menschen, der da geboren wird, ist seine Geburt eines der ersten sehr prägenden Ereignisse.

Sicher, man kann auch zu viel Tamtam um die Geburt machen. Letztlich ist es ein sehr stark von den natürlichen Lebenskräften unseres Körpers gesteuerter Vorgang.

Im Grunde genommen muss man nichts wissen, Frauen könnten allein und gut gebären. Die Körper der Frau und des Kindes tun alles aus sich heraus. Nichts muss »gemacht« werden. Und doch brauchen wir Menschen erfahrungsgemäß Zuspruch und Unterstützung, um uns dem Geburtsprozess hingeben zu können. Schon immer haben Frauen die Nähe und Hilfe weiser Frauen gesucht, die sich auskannten mit den Geheimnissen um die Geburt. Und immer war es eine Mischung aus Wissen, Handwerk und spirituellen oder magischen Kräften, die als wertvoll angesehen wurde zur Unterstützung der Geburt. Menschen haben Rituale und Zeichen, Regeln und Gebete, Glücks-Amulette und stärkende Kräuter für eine gute Geburt gesammelt.

Wir sollten also auch heute dem Ereignis der Geburt seinen Respekt zollen. Die Erfindung der Krankenhäuser, der Schmerzmittel und des Kaiserschnitts sind noch lange keine befriedigende Antwort auf der Suche nach der besten Unterstützung für eine kraftvolle und gesunde Geburt für Mutter und Kind.

Wie für das Gelingen einer großen Expedition in ein unbekanntes Land, sollten Mann und Frau gut vorbereitet sein auf die Geburt und erst recht auf das Leben mit dem Kind. Wenn die Geburt das Tor ins Leben darstellt, dann wacht auch der Tod an diesem Tor. Natürlicherweise wird die Geburt nicht nur von glücklicher Erwartung, sondern auch von Angst begleitet. Wird das Kind gesund sein? Wird die Geburt gut gehen? Die Angst ist mit im Raum und mit ihr die positiven Aspekte wie die hohe Achtsamkeit, der Respekt und das tiefe Engagement, alles zu geben für das Gelingen der Geburt.

Geburt ist ein ausgesprochen weibliches Geschehen. Sie verläuft rhythmisch, ist nicht linear. Es geht ums Fließenlassen, nicht um das BeHERRschen. Der Kreißsaal nennt sich so, weil dort getönt und geschrien werden darf. Das mittelhochdeutsche Wort »kreizen« bedeutet: schreien, stöhnen. Der Kreißsaal ist also als ein Ort gedacht, in dem die ungezähmte weibliche Natur zum Ausdruck kommen darf. Leider ist das heute oft nicht mehr so. Gerne werden die Frauen mit Schmerzmitteln »ruhiggestellt«, wenn sie laut stöhnen, tönen oder schreien.

Geburt ist kreativ und jede Geburt ist einzigartig

Sie ist ein feines Zusammenspiel von Mutter und Kind. Über Hormone findet eine nonverbale Kommunikation statt. Die Stärke und Häufigkeit der Wehen werden vom mütterlichen und kindlichen Organismus gemeinsam bestimmt. Nichts ist vorhersehbar oder kalkulierbar. Geburt kann eine halbe Stunde dauern oder auch drei Tage. Es dauert so lange, bis das Kind geboren ist. Das und allein das ist die einzig zulässige Antwort auf die Frage »Wie lange wird es noch dauern?« ... Sie können erkennen, dass wir es bei der Geburt mit einem Ereignis zu tun haben, welches uns an unsere Grenzen bringt. Wir können nicht in der uns gewohnten Art die Dinge beschreiben, kalkulieren, planen und kontrollieren, weil wir mit diesen Methoden nicht an die Wirkkraft der Geburt herankommen.

Geburt ist leben, lieben, an die Grenze gehen, Schmerz und sterben, ist Wunder, Glück und Geschenk.

So kann es das schönste oder auch das schlimmste Erlebnis im Leben eines Menschen sein. Sicher ist es eines der prägendsten Erlebnisse. Und sicher hängt das Erleben der Frau in großem Maße davon ab, wie gut sie sich vorbereitet und wie gut sie begleitet wird. Die Art der Fürsorge und die Qualität an Unterstützung, die eine Frau bei der Geburt erlebt, trägt in hohem Maße zu ihrer Zufriedenheit oder Enttäuschung über die Geburt bei. Ebenso ist es auch für das Erleben des Kindes von enormer Wichtigkeit, dass es als fühlendes Wesen wahrgenommen wird bei der Geburt. Dem Rechnung zu

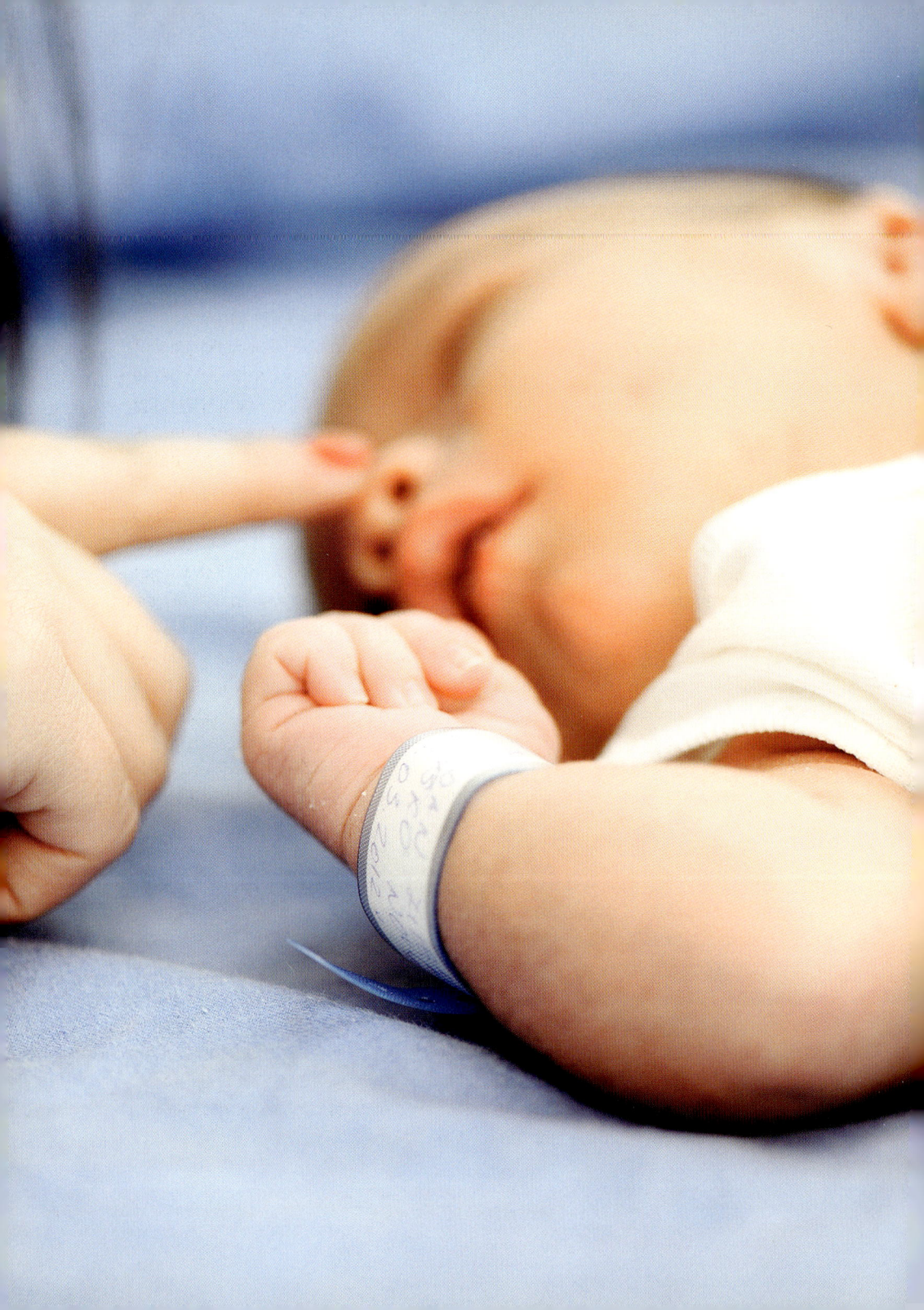

tragen ist gar nicht so einfach. Wir sehen das Kind ja noch nicht. Hören es nicht. Man kann es fast vergessen in all der Aufregung, obwohl es doch der Mittelpunkt des Geschehens ist.

Geburt ist Initiation

Für die Mutter und das Kind. Eventuell auch für den Vater. Bei der Geburt wird das Kind geboren, das sich nun einstellen muss auf die Anforderungen des irdischen Lebens. Es muss nun selber regelmäßig seinen Brustkorb heben und senken, um die Atmung in Gang zu halten. Es wechselt aus dem Element Wasser in das Element Luft. Es spürt Kälte an der Haut, die Geräusche sind lauter, seine Augen sehen Licht und Helligkeit. Es ist nicht mehr konstant und überall umgehen von Haut, es erfährt das Phänomen der Schwerkraft.

Mit der Geburt, so sagt man, wird die Mutter geboren, nachdem ein Teil Frau während der Geburt stirbt. Ein starkes Bild, das deutlich macht, dass eine Geburt Herausforderung und Grenzerfahrung sein muss. Eben auch, um dem Leben, das dann folgt als Mutter, gewachsen zu sein. Etwas Großes, Herausforderndes geschafft zu haben stärkt die Seele. Der Stolz einer Frau, geboren zu haben, ist einmalig. Er gibt ihr viel Kraft für die nächste Situation, in der sie damit ringen muss, über sich hinauszuwachsen. Hat sie bei der Geburt die Erfahrung gemacht, etwas geschafft zu haben, obwohl sie die Zuversicht und den Glauben an sich verloren hatte, dann kann sie auf diese Erfahrung kraftvoll zurückgreifen. Viele Frauen berichten, verschiedene Ängste, zum Beispiel vor Schmerzen (Zahnarzt) oder Anstrengungen, mit der Geburt überwunden zu haben.

Für den Mann ist der Zeitpunkt, an dem er unwiderruflich spürt, dass er Vater geworden ist, nicht so eindeutig festgelegt. Viele Männer beschreiben den Moment, in dem sie ihr Kind gesehen oder auf ihrer eigenen Haut gefühlt haben, als den Moment, in dem aus dem Mann auch ein Vater geworden ist. Für manche Männer geschieht das schon in der Schwangerschaft, für manche erst innerhalb des ersten Jahres mit dem Kind. Spätestens dann, wenn das Kind aktiv, aus sich selbst heraus zu ihm krabbelt oder läuft und direkt, auch in Sprache, in Interaktion mit ihm tritt, breitet sich das Gefühl, Vater zu sein, in dem Mann aus.

Untersuchungen haben gezeigt, dass Männer natürlicherweise sowohl die fürsorgliche Betreuung ihres Kindes übernehmen können (das tun sie dann übrigens mit der gleichen intuitiven Sicherheit wie Mütter) als auch die Versorgung des Kindes an die Mutter übertragen und wieder hinaus in die Welt gehen können, Mutter und Kind zurücklassend. Aus dieser Möglichkeit, frei zu entscheiden, ergeben sich auch die unterschiedlichen Zeitpunkte, in denen Männer ihre Vaterrolle ausfüllen.

Die WHO berichtet: Je mehr sich Männer während und nach der Geburt engagieren, umso ausgeprägter ist die Vater Kind-Bindung. Diese hat eine positive Auswirkung auf die Entscheidung für ein zweites oder drittes Kind und auf die Gesundheit der Männer, weil sie das Gleichgewicht in den Rollen Partner, Vater und Beruf fördert.

Geburt ist eine Demonstration der natürlichen Kräfte unseres Körpers

Ein Vorgang, den die Natur so gut ausgeklügelt hat, dass er seit Anbeginn der Menschheit immer gleich abläuft. Ein Vorgang der viel Achtung verdient und in den man nur dann eingreifen sollte, wenn man wirklich gute Gründe hat. Ansonsten hält man, sowohl Arzt als auch Hebamme, die Hände besser still und benutzt sein Wissen, um exakt und genau zu beobachten und die Mutter so gut wie möglich,

und das heißt so individuell wie nur möglich, zu unterstützen. Über die Fürsorge und das Wohlergehen der Mutter tragen wir bei zum Wohlergehen des Kindes. Wir können das Kind nur schützen, indem wir die Mutter stärken. Jede andere Hilfe beinhaltet direkt ein großes Trauma, nämlich das Trennen der Einheit von Mutter und Kind.

Im Gelingen der Geburt sind Mutter und Kind voneinander abhängig.

Geburt aus kindlicher Sicht – vom Geborenwerden

Wenn das Kind entschieden hat: Heute ist Geburtstag, dann geht's los.

Der Beginn der regelmäßigen Wehen, die zur Geburt führen, wird hauptsächlich vom Kind ausgelöst. Die Beobachtung zeigt allerdings, dass die Bereitschaft

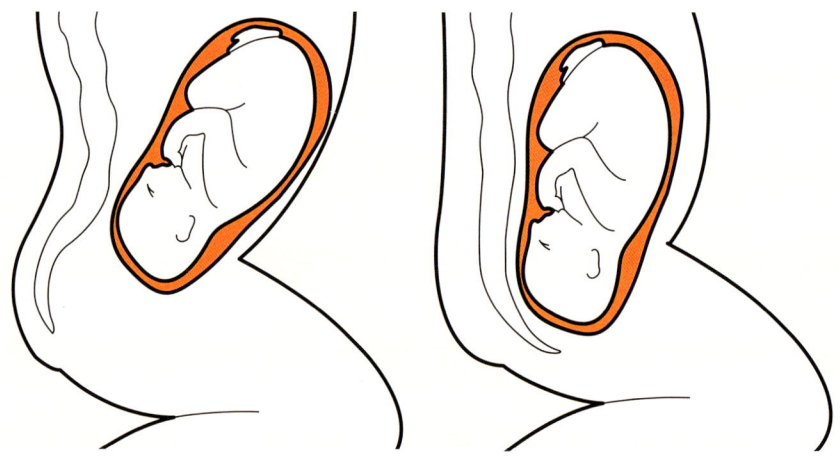

der Mutter auch eine große Rolle spielt. Die Plazenta, ein großes Hormon-Speicher-Organ, das zum Kind gehört, startet den Ablauf einer ineinandergreifenden Kette von Hormonen, die die Geburt auslösen und regulieren.

Die normale Geburt beginnt mit Wehen. Wehen sind Kontraktionen der Gebärmutter. In der Gebärmutter verlaufen die Muskelfasern, die sich bei einer Kontraktion zusammenziehen, in Spiralen, von oben nach unten. Die Kraft wirkt also wie ein Auspressen in Richtung Muttermund. Für das Kind im Bauch mag sich eine Wehe also anfühlen wie eine Massage, oder auch, je nach Intensität der Wehe, wie ein Zusammengedrücktwerden von allen Seiten, bei gleichzeitigem Druck nach unten, Richtung Muttermund. Das Kind wird Wehe für Wehe mit dem Kopf vor den Muttermund gedrückt, um ihn langsam zu öffnen und aufzudehnen. Geburtsarbeit bedeutet also rein mechanisch: Die Gebärmutter presst das Kind in rhythmischen Kontraktionen aus sich heraus und das Kind drückt sich mit dem Kopf voran in den Muttermund, um ihn so weit aufzudehnen, dass es hindurchpasst und sich dann weiter mit dem Kopf durch die Muskelschichten des mütterlichen Beckens schiebt, bis es schließlich aus dem mütterlichen Körper hinausgeboren wird – oder sich selbst gebiert?!

Geboren werden ist in unserer Sprache ein passives Geschehen. Das stimmt so nicht mit der Realität überein. Das Kind

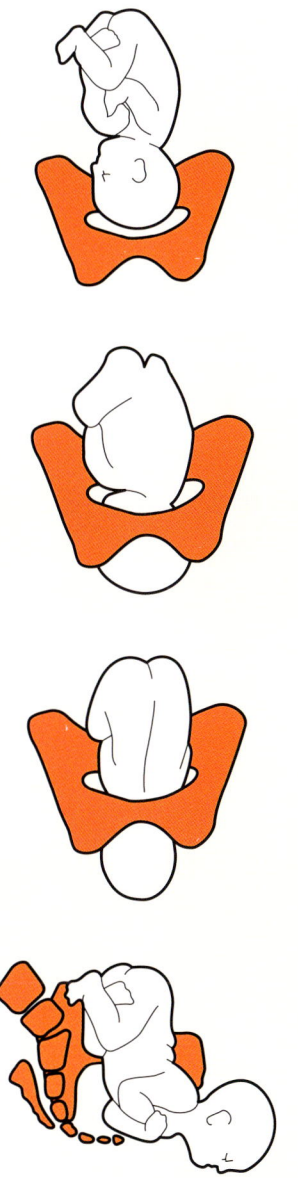

ist aktiv an seiner Geburt beteiligt. Es bewegt seinen Kopf, um damit den Muttermund zu öffnen, und stößt sich mit den Füßen ab, um sich den Weg durch den Geburtskanal zu bahnen. Am Ende der Geburt wird sein Kopf geboren, indem es ihn aus der extremen Beugehaltung ausstreckt.

Je mehr die Mutter loslassen und ihren Körper weich werden lassen kann, umso leichter öffnet sich der Geburtsweg in ihr für das Kind. Hier wird deutlich, wie sehr die Geburt ein Miteinander von Mutter und Kind ist. Drückt sich zum Beispiel das Kind mit aller Kraft heraus, obwohl der Muttermund noch gar nicht genügend weich geworden ist, erschwert das den Geburtsvorgang. Drückt das Kind aber gar nicht, wird sich der Muttermund nicht öffnen.

Mutter und Kind suchen und finden einen gemeinsamen Wehenrhythmus, der beiden genügend Pausen gibt, um sich zu erholen und Kraft zu schöpfen. Sie sind im ständigen Austausch miteinander. Diese unersetzlich wichtige Kommunikation wird an folgendem Beispiel deutlich: Immer wieder hört man von Kindern, bei denen bei der Geburt ihre Nabelschnur um den Hals gewickelt war. Innerhalb von neun Monaten ist es nicht erstaunlich, dass sich Nabelschnur und Kind im Fruchtwasser hin und her bewegen und, wenn die Nabelschnur lang genug ist, diese sich um den Fuß, um den Bauch oder den Hals legt. Der Hals ist in diesem Zusammenhang keine besonders gefährliche Körperstelle, weil das Kind ja nicht atmet. Wird während der Geburt das Kind mit jeder Wehe ein Stückchen tiefer in das Becken der Frau gedrückt, so gelangt die Nabelschnur unter Umständen unter Zug. Die Natur hat vorgesorgt: Sie hat die Nabelschnur aus einem Gewebe hergestellt, das man mit einem gekochten Ei vergleichen kann. Wenn es gedrückt wird, verformt es sich, ohne dabei Schaden zu nehmen. Die sehr auf Druck und Zug empfindlichen Blutgefäße, die durch die Nabelschnur laufen, sind spiralig, wie eine Telefonschnur, angelegt. Sie sind also deutlich länger als die Nabelschnur selbst und können somit der Dehnung der Nabelschnur nachgeben. Diese Dehnung geht allerdings langsam, und so erklärt sich, dass aus guten Gründen die Wehenabstände bei einer solchen Geburt zum Beispiel länger werden und die Geburt langsamer voranschreitet als erwartet.

Ein weiteres intensives Erlebnis für das Kind ist der Blasensprung. Plötzlich fließt ein Großteil des Fruchtwassers ab. Das Kind liegt allerdings nicht auf »dem Trockenen«, so wie sich manche Eltern das voller Sorge vorstellen, denn das Fruchtwasser wird ständig nachgebildet. Der Bauch ist nun meist schon optisch kleiner geworden. Die Gebärmutterwände liegen also enger um das Kind herum, der Druck der Wehen auf den Körper und den Kopf des Kindes nehmen zu. Das Fruchtwasser hat bis dahin wie ein kleines Polster gedient zwischen dem Kopf des Kindes und dem Muttermund. Mit dem Blasensprung fällt das Polster weg und das gemeinsame Arbeiten von Mutter und Kind wird intensiver.

Wehen können einen Druck bis zu 200 mmHg aufbauen. Diese Maßeinheit wird auch bei der Blutdruckmessung verwendet. Wird die Blutdruckmanschette auf 200 mmHg aufgepumpt und dieser Druck für eine Minute gehalten, so kann man am Arm nachfühlen, welcher Kraft das Kind mit seinem Kopf bei der Geburt ausgesetzt ist.

Hat sich der Muttermund nun ganz geöffnet und gibt den Weg frei für das Kind, so wird es sich mit seinem Kopf den Geburtsweg durch das Becken bahnen.
Wie in der Skizze oben verdeutlicht, dreht sich das Kind durch das mütterliche Becken. Der Beckeneingang der Frau ist quer-oval, der Beckenausgang ist längsoval. So ist also der Weg des geringsten Widerstandes für das Kind, am oberen Rand des Beckens den Kopf seitlich zu haben und ihn beim Tiefertreten in das Becken so zu drehen, dass es am Ende des Beckens mit dem Hinterkopf voran geboren wird.
Wird es eng für das Kind, hat die Natur eine sehr beeindruckende und effektive

Möglichkeit gefunden: Das Kind kann ohne große Schwierigkeiten seine Kopfform verändern. Die Schädelknochen sind bei der Geburt noch nicht miteinander verwachsen. Fünf einzelne Schädelknochen bilden den kindlichen Kopf. Bei der Geburt kann sich, Wehe für Wehe, das Köpfchen des Kindes schmaler und damit länger formen, sodass es besser durch den Geburtskanal seiner Mutter hindurchgelangen kann. Dies ist ein weiteres Beispiel, an dem zu sehen ist, welch ein grandioses Zusammenspiel von Mutter und Kind die Geburt ist. Und daran lässt sich auch gut erkennen, warum sich Geburt nicht vorausberechnen lässt. Jede Geburt ist ein Prozess, ein Vorgang, in dem die natürlichen Kräfte immer wieder neu entscheiden, was zu tun ist. Mehr Wehen oder weniger Wehen. Schiebt sich das Köpfchen vom Kind zusammen oder kann sich das Becken der Mutter mehr öffnen durch bestimmte Bewegungen?
Bei all diesen Veränderungen, die das Kind während des Geburtsverlaufes erlebt, hört es den ihm wohlbekannten Herzschlag der Mutter. Das wird ihm guttun und Sicherheit vermitteln. Sicher tut es auch gut, die Stimmen von Mama und Papa zu hören oder die gewohnte Hand der beiden am Bauch zu spüren.
Wären die Babys bei der Geburt nicht so »versteckt« im Bauch der Mutter, würden wir sie zum Beispiel durch eine transparente Haut sehen können, würden wir sicher viel mehr im Kontakt mit dem

Kind sein. Gerade wenn ein Kind eine so anstrengende Arbeit wie die Geburt zu meistern hat, würden wir ihm unsere Kraft und unseren Mut zusprechen, in ähnlicher Weise, wie wir es mit der Mutter tun. Es ist davon auszugehen, dass Geburten deutlich besser verlaufen würden, wenn es uns gelänge, das Kind, das da geboren werden will, auch tatsächlich zu begleiten, zu ermuntern, einzuladen und willkommen zu heißen. Es gibt genügend Untersuchungen, die zeigen, dass die Kinder schon in der Schwangerschaft als menschliche, fühlende Wesen wahrgenommen werden wollen (Verny, Janus, Montagu), und ebenso direkt nach der Geburt. Auch im Säuglingsalter steht das körperliche und seelische Gedeihen der Kinder in direktem Zusammenhang mit der emotionalen Zuwendung der Mutter und ersatzweise anderer Personen (Marcovich). Wie kann es bei der Geburt dann anders sein?

Eine gute Geburtsbegleitung besteht also im Kern daraus, die Mutter so gut zu begleiten, dass sie im Kontakt zu ihrem Kind bleiben kann. Weiterhin bedeutet es, der Mutter immer wieder behilflich dabei zu sein, in den Kontakt mit ihrem Kind zu gehen. Wenn der Vater bei der Geburt dabei ist, ist seine Aufgabe, den Kontakt zum Kind zu halten und seiner Frau und seinem Kind Sicherheit zu vermitteln.

Das Gelingen der Geburt, die Gesundheit des Kindes und der Mutter während der Geburt sind das oberste Ziel. Die Fürsorge für das Kind geht immer unweigerlich über die Mutter.

Wir müssen also auch bei und nach der Geburt, wie schon in der Schwangerschaft, begreifen, dass das Wohl des Kindes direkt vom Wohle der Mutter abhängt. Und das Wohl der Mutter meist durch die Nähe und Liebe des Vaters gestärkt wird.

Das bedeutet, dass Familie, Freunde, Hebammen und Ärzte die Einheit von Vater, Mutter und Kind stützen und schützen sollten, um letztlich der Fürsorge gegenüber dem Kind zu dienen und nicht etwa, wie leider viel zu oft, diese Einheit aufzubrechen.
Wir müssen dafür Sorge tragen, dass die Mutter sich sicher und wohlfühlen kann.
Ist das nicht der Fall, ist der direkteste Versorgungskreis des Kindes gestört und damit ist es am stärksten gefährdet.
Auch nach der Geburt gilt dieses Prinzip noch. Das »Bonding« beschreibt die enorme Wichtigkeit der körperlichen Nähe des Kindes zu seiner Mutter für sein Gedeihen.

Ist nämlich das Kind geboren, so stehen ihm nun die größten Abenteuer bevor. Es muss lernen zu atmen. Es macht die Erfahrung von Schwerkraft, es ist konfrontiert mit Licht und Helligkeit. Die Geräusche sind lauter und deutlicher als in der

Bauch-Welt. Sein Verdauungstrakt beginnt zu arbeiten. Es hat zum ersten Mal Stuhlgang. Und es lernt, an der mütterlichen Brust zu saugen. Wahrscheinlich hat es im Bauch schon an seinem Finger das Saugen geübt, dennoch ist es jetzt eine neue Erfahrung. Die Nahrung kommt jetzt nicht von allein und gleichmäßig über Tag und Nacht hinweg in seinen Körper. Es macht vermutlich zum ersten Mal die Erfahrung von Hunger oder Durst. Und es muss etwas tun, aktiv, um satt zu werden. Auf diese Herausforderungen bereitet die Geburt das Kind vor. So weiß man, dass durch die zuvor beschriebenen Anstrengungen, die das Kind bei seiner Geburt zu meistern hat, Adrenalin als Stresshormon ausgeschüttet wird. Durch das Adrenalin bildet sich ein sogenannter Surfactant-Faktor in den Lungenbläschen aus, der die Atmung deutlich erleichtert. Auch der Druck auf den Brustkorb des Kindes am Ende der Geburt dient der Atmung nach der Geburt. Durch den Druck im Brustkorb wird Fruchtwasser oder Schleim, den das Kind möglicherweise durch Nase oder Mund aufgenommen hat, direkt wieder herausgedrückt, sodass die Lungen frei bleiben.

Das Kind macht durch die Geburt, ähnlich wie die Mutter, die Erfahrung, eine große Anstrengung geschafft zu haben.

Zum Abschluss der Geburt vollzieht das Kind mit seinem Kopf, den es stark gebeugt hatte, eine Streckung. Es hebt am Ende gewissermaßen seinen Kopf, um auf die Welt zu kommen. Vielleicht ist es die ersten Sekunden nach der Geburt noch sehr erschöpft oder auch geschockt. Es gibt keinen Grund zur Eile, da es ja noch über die Nabelschnur mit der Mutter verbunden ist. In einem sehr unterschiedlichen Tempo beginnen die Kinder nach der Geburt selbstständig und regelmäßig zu atmen. Die Nabelschnur verbindet Kind und Mutter noch immer für die Versorgung mit Sauerstoff und auch für den Austausch von Hormonen. Ist das Kind noch sehr erschöpft von der Geburt, pulsiert die Nabelschnur noch bis zu einer halben, manchmal sogar bis zu einer Stunde nach der Geburt. Das Kind wird dann über die Nabelschnur und die Plazenta, die am mütterlichen Blutkreislauf hängt, versorgt mit Sauerstoff, Hormonen und Elektrolyten, um sich möglichst rasch und tiefgreifend von den Anstrengungen der Geburt zu erholen. Ist das Kind wach, fit und atmet kräftig vom ersten Moment an, so wird auch die Nabelschnur innerhalb weniger Minuten auspulsiert sein. Nicht immer wird in den Krankenhäusern der Moment des Auspulsierens der Nabelschnur abgewartet, bevor die Nabelschnur abgeklemmt und – meist vom Vater – durchgeschnitten wird. Ist es Ihnen aber wichtig, ihrem Kind die Zeit zu lassen, die es braucht, um selbstständig zu atmen und sich an das Leben außerhalb der Mutter zu gewöhnen, dann sollten Sie Ihre Hebamme und/oder den Arzt bitten, die Nabelschnur auspulsieren zu lassen.

Körperliche Vorgänge der Frau

Geburt ist ein Akt der weiblichen Schöpfungskraft.

Hormone

Die Geburt wird in hohem Maße von Hormonen gesteuert, sowohl von kindlichen als auch von mütterlichen. Hormone bilden ein feines Steuerungssystem, welches organische Vorgänge regelt und einen enormen Einfluss auf die Gefühle hat. Schon in den vier Wochen vor der Geburt bereiten die Hormone die wesentlichen Änderungen im Gewebe des Frauenkörpers vor (siehe Kapitel 6). Die Gebärmutter bildet Rezeptoren, um Oxytocin, das Wehenhormon, aufnehmen zu können. Also dann, wenn die Mutter genügend dieser Rezeptoren gebildet hat und über den kindlichen Hormon-Impuls ausreichend Oxytocin ausgeschüttet wird, entstehen die Kontraktionen der Gebärmutter. Oxytocin ist ein Liebeshormon, es reguliert neben anderen Hormonen den Sex, die Geburt und den Milchfluss beim Stillen.

Vom Sex wissen wir alle, wie leicht der Liebesstrom unterbrochen werden kann durch das Klingeln des Telefons zum Beispiel oder dadurch, dass jemand das Zimmer betritt. Wenn hier also vom Schutz der Frau und vom Schutz der Geburt die Rede ist, dann ist genau diese Art von Schutz gemeint. Es braucht eine vertrauensvolle Umgebung, möglichst ungestört durch fremde Menschen und Geräusche, eine angenehme Stimmung, in der sich die Frau sicher und geborgen fühlt, damit das Steuerungssystem der Geburt ungestört arbeiten kann.

Der Rhythmus der Wehen, abgestimmt auf die Kräfte und individuellen Bedingungen von Mutter und Kind, wird über Hormone reguliert.

Körpereigene Endorphine, die der Mutter die Kraft verleihen, über sich hinauszuwachsen, und auch körpereigene Morphine, die als Schmerzmittel wirken, werden abhängig vom Wohlgefühl der Frau ausgeschüttet.

Ist sie beispielsweise belastet mit sorgenvollen Gedanken bezüglich der Versorgung ihrer großen Kinder oder ist sie abgelenkt durch Stimmen auf dem Flur oder das Telefonieren des Krankenhauspersonals im Geburtszimmer, fühlt sie sich eingeengt in ihrer körperlichen Bewegungsfreiheit durch Apparate, Kabel oder Schläuche, so sind das alles nicht nur unangenehme Bedingungen, sondern Bedingungen, die die erfolgreiche, natürliche und gesunde Steuerung der Geburt erschweren. All diese Störungsquellen sind also nur dann tolerabel, wenn die natürliche Geburt aus ihrem Rhythmus geraten ist und Hilfe notwendig wird.

Die Gebärmutter hat sich im Laufe der Schwangerschaft auf die Geburt gut vorbereitet: Sie ist am Ende der Schwangerschaft mit ca. 2 kg Gewicht der stärkste Muskel im menschlichen Körper, dabei ist er nur ca. 5 mm dick. Ihr Fassungsvolumen beträgt ca. 5 l. Der Fruchtwassermantel um das Kind herum ist am Ende nur noch ca. 7 mm stark, obschon meist ein halber bis ganzer Liter Fruchtwasser mit dem Kind zusammen in der Gebärmutter ist.

Der Geburtsvorgang wird in unterschiedliche Phasen unterteilt:

Latenzphase

Sie kann über mehrere Tage hinweg gehen, mit unregelmäßigen Wehen, ähnlich der Vorbereitung in den letzten vier Wochen. Sie dient der Einstimmung und Vorbereitung auf die Geburt. Die Wehen sind nicht so stark, dass es schon Geburt wäre, und doch sind sie da und fordern Kraft und Energie ein.

Geburtsbeginn

Der Geburtsbeginn wird festgelegt durch regelmäßige Wehen ca. alle 5 Minuten oder mit einem Sprung der Fruchtblase. Manchmal kann eine kleine Blutung auftreten. Der Muttermund ist so extrem gut durchblutet, dass er auf Berührung, zum Beispiel nach einer vaginalen Untersuchung, nach dem Sex oder einfach durch den Druck des kindlichen Kopfes, mit einer kleinen Blutung reagieren kann. Es handelt sich dabei um eine Schmierblutung, die so gering ist, dass eine Slip-Einlage meist ausreicht. Diese sogenannte Zeichnungsblutung ist unbedingt zu unterscheiden von einer starken Blutung, die einen Notfall, nämlich die vorzeitige Plazentalösung anzeigt. In diesem Fall, der äußerst selten auftritt, sind Sie mit einer starken Blutung konfrontiert, die Sie augrund der Blutmenge dazu bringt, sich ein Handtuch zwischen die Beine zu legen. Dann sind Mutter und Kind in akuter Gefahr. Das bedeutet, Sie rufen unter 112 einen Krankenwagen, der Sie dann so schnell wie möglich in die nächstgelegene Klinik bringt. Dort kann man mithilfe

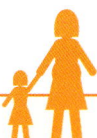

Für Frauen mit Geburtserfahrung
Gerade beim zweiten oder dritten Kind kann dies Latenzphase länger und deutlicher sein als beim ersten Kind. Sie kann sich über mehrere Wochen hinweg ziehen. Durch den größeren Organisationsaufwand wegen der Versorgung der Geschwister können diese Tage durchaus nervenzehrend sein, da sich nicht unbedingt absehen lässt, ob die Wehen wieder verschwinden oder stärker werden und zur Geburt führen.

des Ultraschalles sofort feststellen, ob sich der Verdacht einer Plazentalösung bestätigt. Wenn ja, dann werden Sie umgehend in den OP gefahren für einen Kaiserschnitt unter Vollnarkose. Wenn nein, dann ist lediglich ein stark durchblutetes Gefäß am Muttermund geplatzt. Die Blutung wird dann von selber aufhören und die Aufregung kann sich sofort wieder legen.

Wehen lassen sich als »regelmäßig« beschreiben, wenn sie eine Minute lang andauern, im Liegen und in der Badewanne nicht deutlich weniger werden und im Laufe der Zeit an Intensität zunehmen. Wenn die Wehen ungefähr alle 5 Minuten

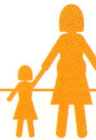

Für Frauen mit Geburtserfahrung

Für Mehrgebärende ist die Entscheidung des richtigen Momentes zum Losfahren oft viel schwieriger. Einerseits will man eventuell nicht wieder so früh sein wie bei der ersten Geburt, andererseits wird erzählt, dass es schnell gehen kann bei der zweiten oder dritten Geburt. Und dann muss das Zeitmanagement dieses Mal ja auch noch die Versorgung des Geschwisterkindes mit einrechnen. Dafür gibt es kein Patentrezept. Es ist in letzter Konsequenz nicht planbar und nicht möglich, den optimalen Zeitpunkt vorher abzusehen. Vertrauen Sie auf Ihr Gefühl und Ihr Bedürfnis in dem Moment. Wenn Sie zu früh sind, dann haben Sie eventuell schon alle zusammengetrommelt, um dann doch nach einigen Stunden vielleicht wieder zurück nach Hause zu fahren, weil die Wehen wieder aufgehört haben. Das mag enttäuschend sein und verunsichernd, vielleicht ist es Ihnen peinlich, aber schlimm ist es nicht. Die Geburt ist glücklicherweise kein durchprogrammiertes Geschehen. Es hat nichts mit fehlendem Körpergefühl zu tun, nicht voraussagen zu können, ob die Wehen direkt zur Geburt führen oder nicht. Wenn es dann doch mit einem Mal sehr schnell geht und Sie schon den Druck Ihres Kindes im Becken spüren, vielleicht sogar schon das Gefühl haben, mitdrücken zu müssen, dann ist die Konzentration auf die Geburt und Ihr Kind nun wichtiger als die auf den Ort, an dem Sie gerade sind. Wenn die Geburt sehr schnell geht, dürfen Sie davon ausgehen, dass sie ohne Komplikationen verläuft. Komplikationen sind in der Regel Hindernisse, verzögern also die Geburt.

Lesen Sie dazu den Abschnitt »Die überraschend schnelle, ungeplante Hausgeburt« in diesem Kapitel.